# Batidos que sanan

Papel certificado por el Forest Stewardship Council®

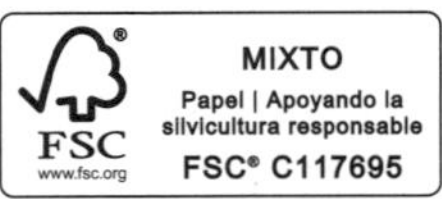


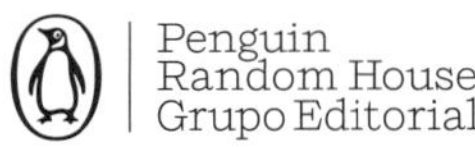


Primera edición: abril de 2025


Travessera de Gràcia, 47-49. 08021 Barcelona



*Printed in Spain* — Impreso en España

ISBN: 978-84-253-6894-3
Depósito legal: B-2.700-2025

Maquetación: Compaginem Llibres, S. L.
Impreso en Huertas Industrias Gráficas, S. L.
Fuenlabrada (Madrid)

GR 6 8 9 4 3

Nayra Gómez

# Batidos que sanan

Descubre la ciencia de una salud óptima a través de 70 recetas infalibles

Grijalbo

# Índice

# Sobre mí

¡Hola, ¿qué tal?! No..., demasiado típico.

Soy Nayra, enfermera de profesión... Tampoco; demasiado formal.

Como ya te dije, soy Nayra y tengo cuarenta y tres años. Bueno, en realidad, para cuando estés leyendo este libro ya habré cumplido cuarenta y cuatro primaveras.

Nunca pensé que escribiría un libro. Si alguien me lo hubiese planteado hace diez años, le habría dicho: «¡Qué va, es imposible!». Pero la vida es cambio, evolución, movimiento... Y ahora siento que tengo algo bueno que compartir, algo que puede ayudarte tanto como me ha ayudado a mí. Porque de esto trata *Batidos que sanan*.

Nací en una familia donde el cuidado de los demás formaba parte del día a día. Mi abuelo fue uno de los primeros «practicantes» de mi ciudad, Las Palmas de Gran Canaria. Prestaba todo tipo de cuidados a domicilio. Mi abuelo tuvo cuatro hijos, tres de los cuales siguieron sus pasos y se convirtieron en diplomados en Enfermería. Yo represento la tercera generación de mi familia dedicada al cuidado de la salud. Nunca tuve dudas sobre qué estudiar; la enfermería siempre fue el camino natural para mí. Sin embargo, mi vida no ha sido un camino de rosas, especialmente en lo que respecta a mi salud. Desde pequeña, mi cuerpo parecía protestar ante cada cambio, y enfermaba con frecuencia. Además, he de reconocer que también fui una niña malísima para comer. Tampoco me gustaba hacer deporte; siempre intentaba escaquearme de las clases de gimnasia del colegio y del instituto. Ahora, desde la distancia y la perspectiva que dan la edad y la experiencia, me pregunto cuánto pudieron influir esos hábitos de infancia en la dificultad de mi cuerpo para responder a los cambios.

La cosa no mejoró cuando comencé a trabajar. Si ya de por sí me ponía mala con frecuencia, trabajar en un hospital o en un centro de salud, expuesta a una cantidad ingente de virus y bacterias, no hizo más que agravar el cuadro. Me dolía la garganta al menos diez días del mes. Un día, tras una analítica de control, me llamaron en el mismo día del servicio de Hematología. Al parecer, los valores de mi serie blanca (la que se encarga de defender nuestro organismo) eran extremadamente bajos. Resumiendo: me tuve que someter a un aspirado medular. Mediante esta prueba se consigue aspirar una muestra de la médula ósea, que es donde están las células madre hematopoyéticas; es decir, los precursores que pueden convertirse en cualquier tipo de célula sanguínea: glóbulos rojos, glóbulos blancos de defensa o plaquetas.

Obviamente, dado el cuadro de salud (o de falta de ella) que presentaba, querían descartar cualquier aplasia (una condición en la que la médula ósea no produce suficientes células sanguíneas) o una leucemia. Por fortuna, todo esto se descartó y mi diagnóstico fue «neutropenia idiopática», que es como decir: «Oye, tienes las defensas bajas, pero no sabemos por qué».

En principio, estaba todo bien, en el sentido de que no había nada grave. Pero igualmente mis defensas se encontraban bajo mínimos, lo que me hizo plantearme muchas cosas de mi vida. Hasta ese momento pensaba que llevaba una vida más o menos saludable.

Allá por el 2017 estaba muy ocupada. Trabajaba en un centro de salud y en un estudio de yoga por las tardes y los fines de semana. Paralelamente, continué profundizando en mis estudios en salud y nutrición, sumando a todo ello muchas, muchísimas horas para devorar información acerca del funcionamiento del organismo, del metabolismo, la fisiología, la nutrición funcional, la medicina funcional integrativa y otros aspectos de esta revolución de la salud que estamos viviendo hoy en día. Esta combinación de actividades y de nuevos conocimientos expandió mi concepción de los cuidados y me permitió comprender y experimentar más profundamente las implicaciones entre los diferentes sistemas del cuerpo y de qué modo se interrelacionan.

Entre unas cosas y otras, pasé dos años y pico en situación de incapacidad temporal. Estuve muy mal. Estaba enferma. A ello se sumó la llegada del COVID-19 y no pude volver a trabajar hasta que pasaron los dos primeros años de la pandemia.

En mi periplo hacia una alimentación saludable, pasé seis años por el veganismo. Dejé de comer carnes rojas, pollo, pavo, pescado, conservas, fiambres, lácteos, huevos... Incluso prescindí de la miel, aunque, de vez en cuando, comía algo de queso. Estaba convencida de que esta dieta era la mejor opción para mi salud y para la preservación del medio natural y de la vida en el planeta. El veganismo, para mí, no era solo una dieta: era un estilo de vida.

Por esos años compré mi primera licuadora para empezar a prepararme jugos vegetales, pero, conforme fui profundizando en el mundo de los jugos, rápidamente me pude dar cuenta de que no era el dispositivo adecuado para elaborar los licuados vegetales.

También era rigurosa con mis suplementos. Me hacía análisis de sangre de forma regular para asegurarme de que mis niveles de nutrientes estuvieran en rango. Sin embargo, después comencé a tener antojos extraños, especialmente por productos animales que no había echado de menos en absoluto durante los primeros años. Al principio, me los tomé como simples caprichos e hice caso omiso. Pero, con el tiempo, se volvieron más persistentes y difíciles de ignorar. Al final tomé la difícil decisión de reintroducir algunos productos animales en mi dieta, comenzando de manera muy gradual. Esta transición no fue solo un cambio de dieta: supuso un proceso profundo de autorreflexión y aprendizaje. Me di cuenta de que la salud es increíblemente personal y que no hay una solución única para todos. Aprendí a escuchar mi cuerpo y a ser más flexible en mi enfoque de la nutrición. Me di cuenta de que aferrarme a una identidad dietética rígida no era saludable si estaba ignorando las señales claras de mi cuerpo. La experiencia me enseñó la importancia de la escucha, el equilibrio y la adaptación.

Hoy en día, mi dieta es un equilibrio entre alimentos vegetales y productos animales. Continúo comiendo una gran cantidad de frutas y verduras. De hecho, tomar licuados vegetales es indispensable para poder incrementar la cantidad de verdura que tomo a diario. Esta experiencia me ha enseñado a ser más comprensiva y menos crítica tanto con los demás como conmigo misma. La salud y la nutrición son viajes individuales, y lo que funciona para uno puede no funcionar para otro.

Y aquí estoy, segura de que gran parte de este bienestar se lo debo a mis amados jugos y batidos vegetales.

Lo que me lleva al porqué de este libro.

# Por qué este libro puede transformarte

Seguramente no te sonará a nuevo que te diga que el consumo de verduras, hortalizas y fruta es indispensable para nuestra salud. Ahora bien, la manera de consumirlas también es relevante, como te contaré un poco más adelante.

Justo, con este libro pretendo que:

1. Comprendas los beneficios que nos aportan estos alimentos.
2. Aprendas a optimizar y aprovechar todos los nutrientes de los jugos y batidos vegetales, a fin de impulsar tu bienestar y prevenir posibles estados de desequilibrio.
3. Aprendas a elaborarlos de manera apropiada para poder disfrutar de todo lo que tienen que aportarte.

Los alimentos de origen vegetal (frutas, hortalizas y verduras) son indispensables en un plan nutricional porque, además de aportar minerales, ácidos orgánicos, vitaminas y fibra, contienen los denominados *fitoquímicos* o *fitonutrientes*. Seguramente ya habrás oído hablar de estas moléculas. Aunque no poseen una función definida, sí tienen un impacto significativo en la recuperación y en la potenciación de la salud; son moléculas bioactivas, imprescindibles a largo plazo para nuestra salud, y las trataremos en profundidad más adelante.

De momento, quiero arrancar este apartado hablando de las vitaminas, los minerales, las enzimas y al agua biológica que posee el mundo vegetal.

## ¿Qué son las vitaminas?

Son compuestos orgánicos que el cuerpo necesita en pequeñas cantidades para funcionar correctamente. Se dividen en dos categorías principales: vitaminas liposolubles (A, D, E y K) y vitaminas hidrosolubles

(C y las del complejo B). Cada una de ellas desempeña funciones específicas y cruciales para la salud. En otro capítulo del libro te contaré más acerca de la fascinante complejidad de la vitamina D.

## ¿Qué son los oligoelementos?

Son minerales que el cuerpo necesita en cantidades muy pequeñas, pero que desempeñan funciones vitales. Aunque se requieran en cantidades mínimas, su deficiencia puede conllevar graves problemas de salud. Desempeñan un papel fundamental en diversos procesos biológicos, desde la formación de huesos y dientes hasta la regulación de la función metabólica y el equilibrio de fluidos. Seguro que ya los conoces: son el hierro, el cinc, el cobre, el magnesio, el selenio... Actúan como cofactores enzimáticos, participan en la formación de proteínas y hormonas, y tienen un papel crucial en el mantenimiento del sistema inmunitario, la producción de energía y la protección contra el estrés oxidativo.

## ¿Qué son las enzimas?

Las enzimas son proteínas especializadas que actúan como catalizadores biológicos en el cuerpo. Esto significa que aceleran las reacciones químicas que tienen lugar en las células, las cuales, sin las enzimas, serían demasiado lentas para mantener la vida. El mundo vegetal tiene gran cantidad de ellas, aunque obtenerlas depende de nuestra manera de consumir los alimentos.

## ¿Qué es el agua biológica o agua estructurada?

Es un tipo de agua cuyas moléculas se agrupan en estructuras hexagonales, que se caracterizan por una organización más ordenada que el agua común y por ser más similares a las estructuras que se encuentran en el hielo, pero estando a temperatura ambiente. La teoría sugiere que esta disposición ordenada puede ser más beneficiosa para las funciones biológicas.

Algunos estudios han observado que, en el interior de las células y los tejidos vivos, el agua tiene una estructura más ordenada de lo común, lo que respalda la idea de que el agua estructurada es inherente a los sistemas biológicos.

Las frutas, las verduras y las hortalizas contienen en su composición agua estructurada, un agua biológica, también conocida como «agua viva». La cuestión del agua daría para otro libro; así que nos centraremos en lo que nos interesa en este: ¿por qué introducir los jugos y licuados de vegetales, hortalizas y fruta en nuestra nutrición diaria? ¿No basta con la verdura o la fruta que comemos? Muchas personas me lo preguntan a diario. Pues las razones son diversas y te las voy a explicar a continuación.

Los estilos y hábitos de vida actuales hacen que nuestra dieta, en general, esté bastante llena de alimentos ultraprocesados, productos de consumo muy elaborados, con pocos o escasos nutrientes en algunos casos, en presentaciones cargadas de aditivos para toda clase de funciones: mejorar el aspecto, el color, el sabor, la durabilidad... Comemos en muchas ocasiones, mal, rápido, poco variado, poco real y muy empaquetado en líneas generales. Por no hablar de la alta tasa de sedentarismo entre la población y el aumento del sobrepeso y la obesidad. No estoy diciendo que tú tengas estos hábitos —de hecho, si estás leyendo este libro, probablemente ya hayas pasado en parte esta pantalla—, pero quizá tengas aún margen de mejora.

El problema de la falta de variedad en la dieta y del abuso de procesados no se limita a los consumidores; supone también un problema ecológico. Los campos de cultivo extensivo expolian la tierra, dejándola casi inerte. Debido a la continua sucesión de cosechas, las tierras de cultivos presentan carencia de minerales; por no mencionar lo que implica el uso de aguas industriales para regar, de pesticidas, los tratamientos posteriores del producto cosechado y un largo etcétera. El alimento ya no es tan nutritivo y virgen como antes. En un mundo ideal, todos comeríamos productos biológicos y de proximidad. Pero la realidad es otra, ¿verdad?

Tenemos que sumarle también nuestra exposición continua a luz azul y artificial, a toda clase de sustancias contaminantes y tóxicas (polución, campos electromagnéticos de los electrodomésticos, la conexión wifi, los materiales sintéticos de los cuales estamos todo el día rodeados); los cientos de miles de partículas de microplásticos que ingerimos a diario en el agua que bebemos o de los envases en los que vienen alimentos o en los que los conservamos...

Si a todo esto le sumamos nuestra dosis diaria, por no decir casi permanente, de estrés, ya rematamos la lista de elementos perjudiciales para la salud, comunes en la vida de la mayoría de la gente. Por si no lo sabéis, el estrés es un gran consumidor de micronutrientes; puede provocar un desgaste significativo de minerales esenciales como el magnesio, el calcio, el cinc y el potasio; provoca disfunciones intestinales y, por ende, mala absorción de nutrientes, y altera nuestra flora microbiana, con lo cual también podemos tener déficits o desequilibrios hormonales e inmunitarios, y alteraciones del estado de ánimo (por déficit de neurotransmisores).

## Impacto del estrés en los micronutrientes

A rasgos generales, estas serían las consecuencias principales de la deficiencia de micronutrientes:

1. **Sistema inmunitario debilitado.** La deficiencia de micronutrientes esenciales como la vitamina C, el cinc y las vitaminas del complejo B puede comprometer la función inmunitaria, aumentando la susceptibilidad a infecciones y enfermedades.
2. **Problemas de salud mental.** La falta de nutrientes como el magnesio y las vitaminas B6 y B12 puede contribuir a problemas de salud mental, incluidas la ansiedad, la depresión y la fatiga crónica.

Estos nutrientes son esenciales para la síntesis de neurotransmisores y la función neurológica óptima.

3. **Fatiga y debilidad.** La deficiencia de hierro, magnesio y vitaminas del complejo B puede causar fatiga y debilidad, debido a su papel crucial en la producción de energía y el metabolismo celular.
4. **Problemas digestivos.** El estrés puede exacerbar los problemas digestivos y afectar a la absorción de nutrientes, lo que puede conducir a una deficiencia de fibra y electrolitos, lo que afecta a la salud general del tracto gastrointestinal. Un poco más adelante añadiré más información al respecto.

# Exposición a campos magnéticos y wifi: efectos en los micronutrientes del cuerpo

La exposición a campos electromagnéticos (CEM) generados por dispositivos como el wifi, los teléfonos móviles y otros dispostivos electrónicos es parte de la vida moderna. Sin embargo, hay preocupaciones crecientes sobre cómo estos campos pueden afectar a la salud humana, incluyendo el impacto para el organismo que supone su incidencia en los micronutrientes.

Los CEM se dividen en dos categorías principales: de alta frecuencia (como los rayos X y la radiación gamma) y de baja frecuencia (como las ondas de radio y microondas). El wifi y otros dispositivos electrónicos domésticos generalmente emiten CEM de baja frecuencia. Sus mecanismos de acción son:

## 1. Estrés oxidativo:

- Generación de radicales libres: los CEM pueden inducir la producción de especies reactivas de oxígeno (ROS, por sus siglas en inglés), que son radicales libres capaces de causar daño celular. Este aumento

en los ROS puede agotar los antioxidantes naturales del cuerpo, como la vitamina C, la vitamina E y el selenio.
- Un estudio publicado en *Electromagnetic Biology and Medicine* encontró que la exposición a CEM emitidos por teléfonos móviles aumenta la producción de ROS y reduce los niveles de antioxidantes en el organismo.[1]

## 2. Interferencia en la absorción de nutrientes:

- Calcio: los CEM pueden interferir con el transporte de calcio en las células, afectando a la absorción y el metabolismo de este mineral esencial.
- Diversos estudios han mostrado que la exposición a CEM puede alterar la homeostasis del calcio, lo que puede tener efectos negativos en la salud ósea y la función neuromuscular.

## 3. Alteraciones en la función enzimática:

- Enzimas dependientes de minerales: muchas enzimas esenciales requieren minerales como el cinc, el magnesio y el hierro para funcionar correctamente. Los CEM pueden alterar la estructura y función de estas enzimas, afectando a la disponibilidad y el uso de estos minerales.

Varias investigaciones han sugerido que la exposición a CEM puede afectar a la actividad de enzimas antioxidantes que dependen del cinc y el selenio, reduciendo su eficacia.

[1] K. K. Kesari, M. H. Siddiqui, R. Meena, H. N.Verma y S. Kumar: «Effects of Electromagnetic Fields on Oxidative Stress and Antioxidants in Vivo», *Electromagnetic Biology and Medicine*, 31(4), 2012, pp. 243-258.

# Ingesta de microplásticos y sus efectos en los micronutrientes del cuerpo

La ingesta de microplásticos se ha convertido en una preocupación creciente debido a su ubicuidad en el medio ambiente y su presencia en la cadena alimentaria humana. Estos pequeños fragmentos de plástico, que miden menos de cinco milímetros, pueden tener efectos adversos en la salud humana, incluyendo su impacto en los micronutrientes esenciales del cuerpo. En estudios científicos se ha observado la presencia de microplásticos en las células de defensa de nuestro organismo, incluso en el semen del hombre, lo que quiere decir que ya los tenemos en nuestros tejidos.

## Orígenes y vías de exposición

Los microplásticos provienen de una variedad de fuentes, incluyendo la degradación de plásticos más grandes, los productos de cuidado personal (como exfoliantes) y el desgaste de los tejidos sintéticos. Las principales vías de exposición para los humanos incluyen: alimentos y bebidas (se han encontrado microplásticos en el agua embotellada y en pescados, mariscos, sal marina y otros productos alimentarios), aire (entran en nuestro organismo por la inhalación de microplásticos presentes en el polvo doméstico y en el aire exterior) y agua potable (microplásticos presentes en el agua potable, tanto embotellada como del grifo).

## Efectos fisiológicos de los microplásticos

### 1. Inflamación y daño celular:

- Mecanismo: los microplásticos ingeridos pueden causar daño físico a las células del tracto gastrointestinal y activar respuestas inflamatorias.

- Un estudio publicado en *Environmental Science & Technology* encontró que la exposición a microplásticos puede inducir inflamación intestinal y daño a la mucosa gastrointestinal.[2]
- Consecuencias: la inflamación crónica puede desencadenar enfermedades gastrointestinales y afectar a la absorción de nutrientes.

## 2. Disrupción endocrina-interferencia hormonal:

- Mecanismo: algunos microplásticos contienen aditivos químicos, como ftalatos y bisfenol A (BPA), que son conocidos disruptores endocrinos.
- Investigaciones publicadas en *Frontiers in Environmental Science* han demostrado que los microplásticos pueden liberar estos compuestos en el cuerpo, alterando la función hormonal y afectando al sistema endocrino.[3]
- Consecuencias: la disrupción endocrina puede desencadenar problemas de reproducción, crecimiento anormal y alteraciones metabólicas.

## *Efectos sobre el sistema inmunitario*

- Mecanismo: la presencia de microplásticos puede activar respuestas inmunitarias, causando la producción de citocinas inflamatorias.
- Un estudio publicado en *Particle and Fibre Toxicology* halló que la exposición a microplásticos puede activar células inmunitarias y causar inflamación sistémica.[4]
- Consecuencias: una activación inmunitaria crónica puede contribuir

---

[2] Y. Deng, Y. Zhang, B. Lemos y H. Ren: «Tissue Accumulation of Microplastics in Mice and Biomarker Responses Suggest Widespread Health Risks of Exposure», *Science Reports*, 7 (46.687), 2017; <https://www.nature.com/articles/srep46687>.

[3] S. Ullah, S. Ahmad, X. Guo, S. Ullah, G. Nabi y K. Wanghe: «A Review of the Endocrine Disrupting Effects of Micro and Nanoplastics and Their Associated Chemicals in Mammals», *Frontiers in Endocrinology*, 13,(1.084.236), enero de 2023; <https://pubmed.ncbi.nlm.nih.gov/36726457/>.

[4] N. Hirt y M. Body-Malapel: «Immunotoxicity and intestinal effects of nano- and microplastics: a review of the literature», *Particle and Fibre Toxicology*, 17(art. 57), 2020; <https://particleandfibretoxicology.biomedcentral.com/articles/10.1186/s12989-020-00387-7>.

a enfermedades autoinmunitarias y a aumentar la susceptibilidad a infecciones.

## Efectos neurotóxicos

- Mecanismo: los microplásticos y sus aditivos pueden cruzar la barrera hematoencefálica y afectar al sistema nervioso central.
- Un estudio publicado en *Toxicology Letters* mostró que la exposición a partículas microplásticas puede alterar la función neuronal y causar neuroinflamación.[5]
- Consecuencias: la neurotoxicidad puede desencadenar trastornos neurológicos, deterioro cognitivo y alteraciones en el comportamiento.

## Efectos reproductivos

- El principal efecto en la reproducción humana se da en los problemas de fertilidad.
- Mecanismo: los disruptores endocrinos presentes en los microplásticos pueden afectar a la salud reproductiva.
- Investigaciones publicadas en la revista *Reproductive Toxicology* hallaron que la exposición a BPA y ftalatos puede afectar a la espermatogénesis y la salud ovárica, reduciendo la fertilidad.[6]
- Consecuencias: la alteración de la función reproductiva puede desencadenar problemas de fertilidad y afectar al desarrollo fetal.

Y, llegados a este punto, vamos a reducir un poco el tono técnico, seguro que un pelín aburrido con tanto dato fisiológico y científico, para hablar... de la respuesta del cuerpo al ingerir alimentos y de los efectos de la cocción en la modificación de los nutrientes.

---

[5] M. Prüst, J. Meijer y R. H. S. Westerink: «The Plastic Brain: Neurotoxicity of Micro- and Nanoplastics», *Toxicology Letters*, vol. 301, 2019, pp. 42-49.

[6] J. Peretz, L. Vrooman, W. A. Ricke, P. A. Hunt, S. Ehrlich, R. Hauser, V. Padmanabhan, H. S. Taylor, S. H. Swan, C. A. VandeVoort y J. A. Flaws: «Bisphenol A and Reproductive Health: Update of Experimental and Human Evidence, 2007-2013», *Environmental health perspectives*, 122(8), 2014, pp. 775-786; <https://experts.illinois.edu/en/publications/bisphenol-a-and-reproductive-health-update-of-experimental-and-hu>.

# Qué hay detrás de nuestra manera de cocinar e ingerir alimentos

Voy a mencionarte algo de lo que quizá nunca hayas oído hablar —y, ciertamente, hasta hace algún tiempo yo tampoco—, pero que es interesante que conozcas: la leucocitosis digestiva posprandrial, que de ahora en adelante llamaré LD.

La leucocitosis digestiva es un fenómeno biológico observado desde el siglo XIX, caracterizado por un aumento en el número de leucocitos (glóbulos blancos) en la sangre después de consumir alimentos. Este fenómeno ha sido objeto de debate y estudio durante décadas, especialmente en relación con el consumo de alimentos procesados y sometidos al calor. Esta respuesta se consideró en un principio una reacción fisiológica normal del sistema inmunitario para enfrentar posibles patógenos o toxinas en los alimentos. La LD puede provocar una activación innecesaria de este, lo que podría contribuir a un mayor desgaste inmunitario y a problemas de inflamación crónica a largo plazo.

Vamos ahora con un poco de ciencia. Soy una profesional basada en la evidencia, no podría ser de otra manera...

## Historia y evolución del concepto de leucocitosis digestiva (LD)

La primera observación documentada del fenómeno de la leucocitosis digestiva se remonta a 1846 y se debe al médico holandés Donders. Posteriormente, en 1859, el patólogo ruso Rudolf Virchow acuñó el término «leucocitosis fisiológica digestiva» para describir este fenómeno, reconociéndolo como una respuesta normal del organismo que se resolvía en pocas horas.[7]

[7] F. C. Donders: «Documentación sobre leucocitosis digestiva», 1846; y R. Virchow: «Descripción de la leucocitosis fisiológica digestiva», 1859.

En 1878, el investigador Dupérié destacó que la leucocitosis era especialmente notable tras la ingesta de leche. En 1899, científicos como Cabot y Rieder, Von Jaksch y Ascoli intentaron cuantificar la leucocitosis digestiva y establecieron que estaba directamente relacionada con comidas copiosas, con la digestión en general y particularmente con la ingesta de proteínas presentes en carnes y legumbres.[8]

En 1912, Brodin y Saint-Girons realizaron estudios que revelaron que la leucocitosis digestiva era menos pronunciada en dietas vegetarianas, pero significativamente más intensa en dietas basadas en carne. Este descubrimiento subrayó la influencia del tipo de alimento en la respuesta leucocitaria del cuerpo.[9]

Uno de los investigadores más influyentes en este campo fue el bacteriólogo ruso Paul Koutchakoff, quien trabajó en Europa en el primer tercio del siglo XX. Koutchakoff consideraba que la leucocitosis digestiva era una respuesta patológica. Sus investigaciones mostraron que los alimentos sometidos a altas temperaturas provocaban una hiperleucocitosis, con un pico máximo a los treinta minutos de la ingesta y desapareciendo en una hora o hora y media. Además, Koutchakoff observó que el consumo previo de alimentos crudos podía mitigar la «agresión» del alimento cocido al organismo.[10] Basado en sus hallazgos, Koutchakoff desarrolló una clasificación de los alimentos según su capacidad para inducir leucocitosis digestiva. Esta clasificación, que se muestra en el cuadro número uno de su estudio, categoriza los alimentos en función de su potencial para provocar esta respuesta inmunitaria.[11]

Con lo dicho hasta aquí podemos intuir cómo es uno de los maravillosos mecanismos de defensa que tiene nuestro organismo. Cualquier cosa que ingerimos es un agente extraño y externo para nuestro cuer-

---

[8] A. Dupérié: «Observación sobre la leucocitosis tras la ingesta de leche», 1878; y R. C. Cabot, H. Rieder, R. von Jaksch y M. Ascoli: «Cuantificación de la leucocitosis digestiva y su relación con la ingesta de proteínas», 1899.

[9] M. Brodin y M. Saint-Girons: «Influencia del tipo de alimento en la leucocitosis digestiva», 1912.

[10] P. Koutchakoff : *Revue d'Hygiene Alimentaire et de Microbiologie*, 1930.

[11] P. Koutchakoff : *Les phénomènes de leucocytose digestive*, Lausana, Imprimerie La Concorde, 1930.

po, que desencadena una serie de reacciones inmunitarias para asegurarse de que ese alimento no le causará complicaciones. Cuando comemos, pues, nuestro sabio cuerpo activa su sistema inmunitario un poquito o mucho; todo depende.

| Categoría de alimento | Ejemplos | Potencial para inducir LD |
|---|---|---|
| Alimentos crudos | frutas frescas, verduras crudas, nueces crudas | bajo |
| Alimentos ligeramente cocidos | verduras al vapor, carnes cocidas a baja temperatura | moderado |
| Alimentos cocidos a altas temperaturas | carnes asadas, frituras, productos horneados | alto |
| Alimentos procesados | alimentos enlatados, comida preparada, aperitivos empaquetados | muy alto |
| Productos lácteos | leche, queso, yogur | variable (más alto con procesamiento térmico) |
| Alimentos fermentados | chucrut, kimchi, kéfir | bajo |
| Grasas y aceites | aceites vegetales, mantequilla, margarina | alto (especialmente cuando se usan para freír) |
| Carbohidratos refinados | pan blanco, pasta blanca, dulces | alto |

## Notas explicativas acerca de los alimentos y la manera de cocinarlos

Seguro que este listado te ayuda a entender mejor las distintas formas de cocinar los alimentos que ingerimos:

1. Alimentos crudos: en su estado natural, sin cocción ni procesamiento, tienen el menor potencial para inducir leucocitosis digestiva. Esto se debe a que no contienen productos de glicación avanzada (AGE, por sus siglas en inglés) ni compuestos proinflamatorios generados por el calor.
2. Alimentos ligeramente cocidos: cocinar los alimentos a bajas temperaturas, como al vapor, conserva la mayoría de los nutrientes y minimiza la formación de compuestos inflamatorios, resultando en un moderado aumento de leucocitos (leucocitosis posprandial).
3. Alimentos cocidos a alta temperatura: las técnicas de cocción como asar, freír y hornear a altas temperaturas pueden generar AGE y otros compuestos tóxicos que inducen una fuerte respuesta leucocitaria.
4. Alimentos procesados: los alimentos procesados industrialmente a menudo contienen conservantes, colorantes y otros aditivos que pueden desencadenar una respuesta inmunitaria significativa. Además, la aplicación del calor durante su procesamiento puede implicar la pérdida de valor nutricional y provocar alteraciones en las vitaminas termosensibles, los minerales, los antioxidantes, las proteínas, los lípidos, los carbohidratos, y llegar incluso a modificar la estructura de las fibras dietéticas, reduciendo su capacidad para absorber agua y favorecer el tránsito intestinal.
5. Productos lácteos: la leche y otros productos lácteos pueden tener un efecto variable sobre la leucocitosis digestiva, aumentado por el procesamiento térmico, como la pasteurización.
6. Alimentos fermentados: los alimentos fermentados suelen tener un efecto bajo en la inducción de leucocitosis digestiva debido a la presencia de probióticos y la ausencia de procesamiento térmico intenso.

7. Grasas y aceites: en especial cuando se usan para freír, los aceites pueden provocar una alta respuesta leucocitaria debido a los compuestos tóxicos generados a altas temperaturas.
8. Carbohidratos refinados: alimentos como el pan blanco y los dulces pueden causar picos rápidos de glucosa y desencadenar una respuesta inflamatoria, resultando en una alta leucocitosis posprandial.

## Implicaciones para la salud

Cuanto más elaborado es el proceso de cocción y a más temperatura se produce, menos reales y más procesados son los alimentos y, por tanto, la respuesta inmunitaria de nuestro cuerpo será una mayor inflamación como «defensa».

¿Qué pasa si nosotros continuamente empujamos al sistema inmunitario, a través de las comidas que tomamos, y si además comemos muchas veces al día? Estaremos activando sin cesar reacciones en cascada de defensa, no demasiado intensas, pero sí continuas. Esto puede provocar, por ejemplo, que cuando necesitemos una respuesta inmunitaria real y potente, nuestro cuerpo esté agotado y no pueda luchar contra una infección.

Los jugos y batidos, al ser alimentos crudos, generan una baja respuesta leucocitaria en nuestro organismo, lo que los convierte en ¡alimentos ideales!

Por último, pero no por ello menos importante, es fundamental la relación entre el consumo de verduras, hortalizas y fruta y la salud de la flora bacteriana intestinal. Todo apunta a que esa amplia colonia de microorganismos que viven en nuestro interior lo son todo para nuestra salud, como diría mi admirada Sari Arponen: «Nosotros somos nosotros, nuestras circunstancias y nuestra microbiota».

La microbiota intestinal, también conocida como flora intestinal, es el conjunto de microorganismos que residen en todo nuestro tracto digestivo, contando con la microbiota oral, la de la boca. Estos bichitos que conviven en nuestro interior, que incluyen bacterias, virus, hongos y protozoos, desempeñan un papel crucial en la salud. La interacción entre la microbiota y nosotros es compleja y multifacética, y afecta a diversas funciones fisiológicas y sistemas. Imagina que estos pequeños habitantes intestinales son como jardineros en tu cuerpo. ¡Sí, jardineros que cultivan la salud y previenen enfermedades!

## Nutrientes para nuestros defensores: equipando a los «jardineros» internos

Exploremos cómo estos jardineros trabajan arduamente, sobre todo cuando les damos las herramientas adecuadas.

### Digestión y metabolismo de nutrientes

Nuestros queridos bichitos intestinales, en concreto las bacterias, fermentan la fibra dietética que ingerimos, esa que encuentras fundamentalmente en las verduras y las frutas crudas, y producen unos compuestos superinteresantes: los ácidos grasos de cadena corta (AGCC), como el butirato, propionato y acetato, que son superhéroes que ayudan a mantener el intestino sano y, además, combaten la inflamación.[12] Sus beneficios son estos:

- Butirato: imagina que es como una poción mágica para las células del colon, las ayuda a mantenerse fuertes y saludables. De hecho, algunos estudios revelan que el buritato puede reducir la infla-

[12] D. J. Morrison y T. Preston: «Formation of Short Chain Fatty Acids by the Gut Microbiota and Their Impact on Human Metabolism», *Nature Reviews Gastroenterology & Hepatology*, 13(10), mayo de 2016, pp. 633-644.

mación intestinal hasta el punto de proteger contra el cáncer de colon.[13,14]

- Propionato y acetato: estos chicos buenos participan en procesos vitales como la gluconeogénesis en el hígado y la regulación de grasas y azúcares en tu cuerpo.

## Síntesis de vitaminas

Ciertas bacterias de nuestro intestino son pequeñas fábricas de vitaminas que sintetizan algunas comola vitamina K y otras del complejo B (biotina, ácido fólico) directamente a partir de los nutrientes que ingerimos.[15] Siempre y cuando los consumamos, claro...

Estas vitaminas son cruciales para funciones como la coagulación de la sangre (vitamina K)[16] y la salud del cerebro y el metabolismo (vitaminas B).[17]

## Regulación del sistema inmunitario

Estas colonias de trabajadores microscópicos actúan como un entrenador personal para tu sistema inmunitario, ayudando a educar y modular las respuestas inmunitarias.[18] Esto es crucial para desarrollar una

[13] H. M. Hamer, D. Jonkers, K. Venema, S. Vanhoutvin, F. J. Troost y R. J. Brummer: «Review Article: The Role of Butyrate on Colonic Function», *Alimentary Pharmacology & Therapeutics*, 27(2), enero de 2008, pp. 104-119.

[14] R. B. Canani, M. di Costanzo, L. Leone, M. Pedata, R. Meli y A. Calignano, «Potential Beneficial Effects of Butyrate inIntestinal and Extraintestinal Diseases», *World Journal of Gastroenterology*, 17(12), marzo de 2011, pp. 1519-1528.

[15] J. G. LeBlanc, C. Milani, G. Savoy de Giori, F. Sesma, D. van Sinderen y M. Ventura: «Bacteria As Vitamin Suppliers To Their Host: A Gut Microbiota Perspective», *Current Opinion in Biotechnology*, 24(2), abril de 2013, pp. 160-18.

[16] C. Vermeer y K. Hamulyák: «Vitamin K: LessonsFrom The Past», *Journal of Thrombosis and Haemostasis*, 2(12), diciembre de 2004, pp. 2115-2117.

[17] S. Magnúsdóttir, D. Ravcheev, V. de Crécy-Lagard e I. Thiele: «Systematic Genome Assessment of B-Vitamin Biosynthesis Suggests Co-operation Among Gut Microbes», *Frontiers in Genetics*, 6, 2015; <https://www.frontiersin.org/journals/genetics/articles/10.3389/fgene.2015.00148/full>.

[18] Y. Belkaid y T. Hand: «Role of the Microbiota in Immunity and Inflammation», *Cell*, 157(1), marzo de 2014, pp. 121-141.

defensa fuerte contra las enfermedades y unas respuestas proporcionadas que no impliquen explosiones de inmunidad como en el caso de las reacciones alérgicas o autoinmunitarias, cuando nuestro organismo se vuelve en nuestra contra y piensa que somos «el enemigo».[19]

Un sistema inmunitario bien entrenado puede diferenciar entre los malos (patógenos) y los buenos (antígenos no dañinos), reduciendo así el riesgo de enfermedades autoinmunitarias y alérgicas.[20]

## Salud mental y eje intestino-cerebro

Ahora le toca el turno a mi adorado eje intestino-cerebro.

Pensamos que el jefe del organismo es el cerebro, pero la realidad es que el intestino tiene bastante que decir aquí. Seguro que ya has oído hablar o has leído algo acerca de este eje intestino-cerebro, esa colonia de bichitos que tenemos en nuestros intestinos y que se encuentra conectada al cerebro por el sistema nervioso entérico y el nervio vago. La microbiota intestinal produce neurotransmisores y metabolitos que pueden influir en la función cerebral. Estos incluyen serotonina, dopamina[21] y AGCC, que pueden atravesar la barrera hematoencefálica, esto es, pasar de la sangre al encéfalo.

Si nuestros bichitos son muy diversos y están en equilibrio, nuestro estado de ánimo mejorará, al igual que nuestra salud mental. Esto está siendo cada vez más estudiado y hay tratamientos para la ansiedad y la depresión y otras patologías del sistema nervioso central que incluyen los probióticos como parte del tratamiento.

---

[19] J. L. Round y S. K. Mazmanian: «The Gut Microbiota Shapes Intestinal Immune Responses During Health and Disease», *Nature Reviews Immunology*, 9(5), mayo de 2009, pp. 313-323.

[20] L. V. Hooper y A. J. Macpherson: « Immune Adaptationsthat Maintain Homeostasis with the Intestinal Microbiota», *Nature Reviews Inmunology*, 10(3), marzo de 2010, pp. 159-169.

[21] J. A. Bravo, P. Forsythe, M. V. Chew, E. Escaravage, H. M. Savignac, T. G. Dinan, J. Bienenstock y J. F. Cryan: «Ingestion of Lactobacillus Strain Regulates Emotional Behavior and Central GABA Receptor Expression in a Mouse Via the Vagus Nerve», *Proceedings of the National Academy of Sciences of the United States of America*, 108(38), septiembre de 2011, pp. 16050-16055.

Por ejemplo, Foster y Neufeld investigaron cómo la microbiota influye en la ansiedad y la depresión, y descubrieron que un microbioma equilibrado está relacionado con una mejor salud mental y una menor incidencia de trastornos del estado de ánimo.[22] Asimismo, la influencia de los metabolitos anteriormente señalados puede relacionarse con enfermedades neurodegenerativas como el párkinson y el alzhéimer.[23]

Esto no quiere decir que tengamos que liarnos la manta a la cabeza y convertirnos en crudiveganos, frutívoros y todo ese largo etcétera de nomenclaturas de persona que se catalogan según lo que comen... Significa que, en primer lugar, hemos de comer más real; en segundo, que hay que ingerir más verduras, hortalizas y fruta, y en tercero, que la ingesta en crudo debe tener un papel relevante en nuestra alimentación diaria. Para los más cocinillas, esto es reducir la frecuencia de métodos de cocción que implican altas temperaturas, como freír y asar, y preferir métodos como el vapor y el hervido a bajas temperaturas para minimizar la formación de compuestos tóxicos y preservar los nutrientes.

El propósito fundamental de este libro es proporcionar una guía integral que promueva la salud general a través de la incorporación de batidos y licuados vegetales en la dieta diaria.

## Cómo mejorar la salud general con batidos y licuados

¿De qué manera mejora nuestra salud el consumo de batidos y licuados? La respuesta requiere unas cuantas explicaciones. Vamos allá.

---

[22] J. A. Foster y K. A. McVey Neufeld: «Gut-Brain Axis: How the Microbiome Influences Anxiety and Depression», *Trends in Neurosciences*, 36(5), mayo de 2013, pp. 305-312.

[23] T. R. Sampson y S. K. Mazmanian: «Control of Brain Development, Function, and Behavior by the Microbiome», *Cell Host & Microbe*, 17(5), mayo de 2015, pp. 565-576.

## Permitiendo una nutrición integral

- Diversidad de nutrientes: los batidos y licuados vegetales ofrecen una forma fácil y deliciosa de consumir una variedad de frutas, verduras, nueces y semillas. Estos ingredientes son ricos en vitaminas, minerales, antioxidantes y fibra, todos esenciales para una salud óptima.
- Biodisponibilidad: los nutrientes en los alimentos crudos y mínimamente procesados están más disponibles para el cuerpo. Licuar los ingredientes puede mejorar la digestión y absorción de estos nutrientes, asegurando que el cuerpo reciba lo que necesita para funcionar de forma correcta.

## Aportando energía y vitalidad

- Metabolismo energético: los nutrientes presentes en los jugos y batidos, como las vitaminas del complejo B, el magnesio y los ácidos grasos omega-3, son cruciales para el metabolismo energético. Un metabolismo eficiente contribuye a niveles de energía sostenidos y una mayor vitalidad diaria.
- Hidratación: los batidos o jugos también pueden contribuir significativamente a la ingesta diaria de líquidos, lo que ayuda a mantener una buena hidratación, esencial para todas las funciones corporales, además de estar repletos de minerales.

## Reduciendo la inflamación posprandial

Este es un beneficio que obtendrás gracias a estos compuestos antiinflamatorios:

- Antioxidantes y fitoquímicos: ingredientes como bayas, cítricos, espinacas y cúrcuma poseen altas concentraciones de antioxidantes y fitoquímicos que combaten la inflamación en el cuerpo. Estos compuestos neutralizan los radicales libres y reducen el daño oxidativo a las células.

- Grasas saludables: los ácidos grasos omega-3 presentes en semillas de chía, linaza y nueces tienen propiedades antiinflamatorias que ayudan a reducir la inflamación sistémica y posprandial.

## Manteniendo la barrera intestinal

- Fibra y prebióticos: los ingredientes ricos en fibra y prebióticos apoyan la salud del microbioma intestinal. Un microbioma saludable contribuye a una barrera intestinal fuerte, reduciendo la permeabilidad y la inflamación.
- Probióticos naturales: incorporar ingredientes fermentados como el kéfir y el yogur en los batidos puede añadir probióticos beneficiosos que mejoran la salud intestinal y reducen la inflamación.

## Fortaleciendo el sistema inmunitario

Lo que se logra gracias a estos nutrientes esenciales:

- Vitamina C: ingredientes como los cítricos, las fresas y el kiwi son ricos en vitamina C, un nutriente esencial para la función inmunitaria. La vitamina C ayuda a estimular la producción de glóbulos blancos y mejorar la respuesta inmunitaria del cuerpo.
- Cinc: las semillas de calabaza y el sésamo son excelentes fuentes de cinc, que es crucial para la función inmunitaria y la cicatrización de heridas.

## Reduciendo el estrés oxidativo

- Antioxidantes: los antioxidantes en frutas y verduras ayudan a proteger las células inmunitarias del daño oxidativo, aseguran que el sistema inmunitario funcione de manera óptima y previenen el envejecimiento celular.
- Compuestos antiinflamatorios: los ingredientes antiinflamatorios no solo reducen la inflamación general, sino que también apoyan la salud inmunitaria al mantener el equilibrio inmunitario y pre-

venir la inflamación crónica que puede debilitar el sistema inmunitario.

## Ayudando a los sistemas de depuración del organismo

- Con hidratación a nivel molecular: el agua es esencial para todas las funciones celulares. Los jugos y batidos, ricos en agua, facilitan la hidratación a nivel celular, lo cual es crucial para la función de eliminación de toxinas de los riñones y otros órganos. Así, la hidratación promueve:

    - El mantenimiento del equilibrio de electrolitos. Los jugos de frutas y verduras contienen electrolitos como el potasio y el magnesio, que mantienen el equilibrio de líquidos en las células, esencial para la función óptima de los riñones, que filtran y eliminan las toxinas del cuerpo.
    - El transporte de nutrientes. El agua facilita el transporte de nutrientes y la eliminación de desechos a nivel celular. Las células bien hidratadas son más eficientes en la eliminación de productos de desecho y toxinas.

- Gracias a las enzimas naturales y la digestión: los jugos y batidos frescos contienen enzimas naturales que facilitan la digestión y la descomposición de toxinas.

    - Bromelina y papaína: estas enzimas, presentes en la piña y la papaya, respectivamente, descomponen proteínas complejas, facilitando su digestión y reduciendo la carga tóxica en el intestino. A nivel molecular, hidrolizan enlaces peptídicos y liberan aminoácidos y péptidos más pequeños que son más fáciles de absorber y eliminar.
    - Mejora de la absorción de nutrientes: las enzimas también mejoran la absorción de nutrientes esenciales que apoyan la función hepática y renal, como los aminoácidos, los ácidos grasos esenciales y las vitaminas.

# Fundamentos terapéuticos

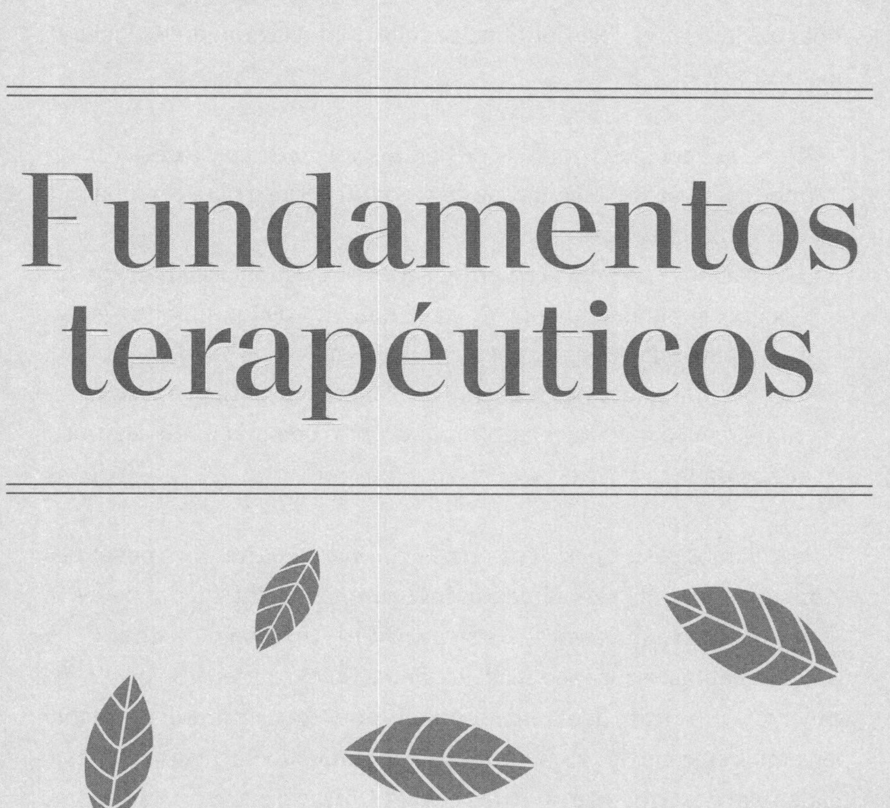

# Importancia de la alimentación en la salud

A partir de aquí, el libro contiene aquello que seguramente te ha llevado a adquirirlo:

- Recetas sencillas y rápidas de batidos y licuados para desayunos y meriendas saludables, fáciles de preparar incluso para personas con horarios ocupados.
- Indicaciones sobre ingredientes accesibles. He seleccionado para ti los que se pueden encontrar en la mayoría de los supermercados para que prepares estas recetas sin dificultad.
- Las herramientas y el conocimiento necesario para que, a partir de tu despensa, puedas elaborar tu propio jugo o licuado según tus necesidades.

Pero vamos paso a paso. Para empezar, en esta parte vas a poder descubrir de qué manera los alimentos influyen en nuestra salud y bienestar.

¿Comer bien equivale a sentirse bien? Pues en gran medida sí. Seguramente habrás escuchado más de una vez la expresión «Somos lo que comemos», una frase que cobra un significado aún más profundo cuando pensamos en cómo los alimentos que ingerimos afectan a la creación de tejidos y al desarrollo de nuestras células. Nuestro cuerpo está en constante renovación, con células que mueren y se reemplazan continuamente. Este proceso requiere una ingesta regular de nutrientes de alta calidad. La relación entre la alimentación y la salud es profunda y compleja. Los alimentos que consumimos diariamente no solo satisfacen nuestras necesidades energéticas, sino que también afectan a cada aspecto de nuestra salud y bienestar. Desde la energía que sentimos hasta el funcionamiento de nuestros órganos y la prevención de enfermedades, lo que comemos desempeña un papel crucial. ¿Listo para explorarlo juntos?

# Cómo los alimentos influyen en nuestra salud y bienestar

Las cinco formas principales serían estas cinco que encontrarás a continuación, totalmente complementarias y eficaces.

## Optimización del metabolismo

Cuando comemos alimentos nutritivos, llenos de vitaminas, minerales y otros nutrientes esenciales, nuestro cuerpo responde con mayor energía y vitalidad. Por ejemplo, los productos integrales, las frutas frescas y las verduras no solo proporcionan energía sostenida, sino que también mejoran nuestro estado de ánimo y nuestra capacidad de concentración. Por el contrario, los procesados y ricos en azúcares pueden causar picos de energía seguidos de caídas abruptas que nos dejan cansados y sin energía.

## Mejora de la función de los órganos

Cada órgano en nuestro cuerpo depende de los nutrientes que obtenemos de los alimentos para funcionar correctamente. El corazón necesita ácidos grasos saludables para bombear sangre con eficiencia y el cerebro requiere una dieta rica en antioxidantes, grasas saludables y vitaminas para mantener una función cognitiva óptima. Incluso nuestra piel, el órgano más grande del cuerpo, se beneficia de una dieta rica en nutrientes, mostrándose más saludable y radiante cuando nos alimentamos bien.

## Prevención de enfermedades

Una dieta equilibrada y nutritiva es una de las mejores defensas contra enfermedades crónicas. Comer una variedad de alimentos ricos en nutrientes fortalece nuestro sistema inmunitario, reduce la inflamación y protege contra enfermedades cardiacas, la diabetes, el cáncer y otras condiciones graves. Alimentos como las frutas, las verduras, los granos integrales y las proteínas magras están llenos de compuestos que ayudan a combatir los radicales libres y otros agentes dañinos que pueden causar enfermedades.

## Más allá de la nutrición: el bienestar emocional

La alimentación también desempeña un papel crucial en nuestro bienestar emocional, pues hay un fuerte vínculo entre lo que comemos y cómo nos sentimos. Los alimentos ricos en nutrientes pueden mejorar nuestro estado de ánimo y reducir los síntomas de depresión y ansiedad. Por ejemplo, los ácidos grasos omega-3, que se encuentran en alimentos como el pescado y las nueces, están asociados con un menor riesgo de depresión.

Por otro lado, aquellos altos en azúcar y grasas trans pueden tener el efecto contrario, aumentando los niveles de ansiedad y depresión. Además, llevar una dieta equilibrada puede mejorar nuestro sueño, lo que a su vez influye positivamente en nuestra salud mental y emocional.

## Conexión con nuestro cuerpo

Cada día hacemos múltiples elecciones sobre lo que vamos a comer y estas tienen un impacto acumulativo en nuestra salud. Optar por alimentos frescos y naturales en lugar de por opciones procesadas y rápidas puede suponer un desafío en el ajetreo diario, pero los beneficios a largo plazo son incalculables. Preparar comidas en casa con ingredientes frescos y variados no solo mejora nuestra salud física, sino que también nos conecta con lo que comemos y fomenta una relación más saludable y consciente con la comida.

Hoy en día, por fortuna, he de decir, parece haber un nuevo paradigma en cuestión de salud: se les está devolviendo el protagonismo que merecen a los hábitos básicos como comer real, dormir bien, seguir el ritmo del sol, el contacto con la naturaleza, mantener el cuerpo en movimiento...

Sentirnos bien pasa por darle a nuestro cuerpo lo que realmente necesita, aquello que está diseñado para procesar de manera natural y orgánica. Y para esto los jugos y batidos me parecen ideales. Debemos convencernos de que los jugos vegetales no son solo bebidas refrescantes, sino verdaderos elixires de salud, llenos de nutrientes esenciales, antioxidantes y enzimas que el cuerpo absorbe con facilidad. Es por ello que incorporar jugos vegetales en la dieta puede ayudar a reducir la inflamación sistémica, mejorar la función inmunitaria y aliviar los síntomas de condiciones inflamatorias crónicas. Esto no solo mejora la calidad de vida, también puede prevenir el desarrollo de enfermedades a largo plazo.

Los jugos vegetales frescos contienen enzimas naturales que facilitan la digestión y mejoran la absorción de nutrientes. Aunque los jugos poseen menos fibra que los vegetales enteros, proporcionan una cantidad significativa de fibra soluble, crucial para mantener una microbiota intestinal saludable y promover la regularidad digestiva.

Exploremos ahora cómo los jugos vegetales pueden mejorar nuestra salud desde una perspectiva de nutrición molecular.

Debido a su formato líquido y a la alta concentración de nutrientes, interactúan de manera eficaz con el metabolismo celular. Esto no solo optimiza la absorción de nutrientes, sino que también mejora diversas funciones celulares esenciales para el bienestar general. Resumiendo: apoyan el funcionamiento de las células.

Además de facilitar el consumo de una mayor cantidad de vegetales, los jugos permiten que los nutrientes se absorban de manera más rápida y eficiente en el organismo. Así que cuando consumes vegetales en forma de jugo, logras que los nutrientes estén en una forma más accesible para tu sistema digestivo.

¿Cuáles son estos nutrientes y qué beneficios tienen en nuestro cuerpo?

- Micronutrientes bioactivos: son ricos en vitaminas A, C, K, y varias del complejo B, así como en minerales esenciales como potasio, magnesio, calcio e hierro. Cada uno de estos nutrientes desempeña un papel crucial en diversas funciones celulares:

    - Vitamina A: es fundamental para la visión, la reproducción y la integridad de la piel. A nivel celular, la vitamina A regula la expresión génica y el crecimiento celular.

- Vitamina C: actúa como un antioxidante poderoso, protegiendo las células del daño oxidativo y participando en la síntesis de colágeno, que es determinante para la reparación de tejidos.
- Vitamina K: es importante para la coagulación sanguínea y la salud ósea, y también participa en la regulación de genes implicados en la mineralización ósea.
- Vitaminas del complejo B: estas vitaminas resultan esenciales para la producción de energía, ya que actúan como cofactores en muchas reacciones enzimáticas del metabolismo energético.

No te lo he contado antes, pero las vitaminas fomentan la proliferación de las células madre, esas pequeñas pero poderosas que son capaces de convertirse en cualquier otro tipo de célula del cuerpo. Las células madre son como el comodín de nuestro organismo. Son células no especializadas que tienen el potencial de convertirse en cualquier otro tipo especializado que necesitemos, como células del corazón, nerviosas, de la piel, etcétera.

Entender la relación entre las vitaminas y las células madre nos ayuda a ver la importancia de una dieta equilibrada, no solo para sentirnos bien en el día a día, sino también para mantener nuestras células madre en buen estado. Esto es crucial para la regeneración de tejidos, la recuperación de lesiones y la salud general a largo plazo.

Y aquí es donde entran los jugos vegetales, que también juegan un papel fundamental en la regulación del metabolismo energético a nivel celular. Los nutrientes y los compuestos bioactivos en ellos ayudan a optimizar el proceso por el cual las células producen y utilizan energía. Ahora bien, ¿en qué consiste esto?

## Regulación del metabolismo energético

- Coenzimas y cofactores: las vitaminas del complejo B (como B6, B12, riboflavina y niacina) presentes en los jugos vegetales actúan como coenzimas en las reacciones metabólicas que convierten los alimentos en energía utilizable. Por ejemplo, la niacina (vitamina B3) es un componente esencial del NAD (nicotinamida adenina dinucleótido), una coenzima clave en el metabolismo energético.

- Producción de ATP: la adenosina trifosfato (ATP) es la moneda energética de las células. Los minerales como el magnesio y el hierro, que se encuentran en abundancia en los jugos vegetales, son vitales para la producción y el uso de ATP en las mitocondrias, las centrales energéticas de la célula.
- Hierro: es esencial para la producción de hemoglobina, que transporta oxígeno a las células, y también en la cadena de transporte de electrones dentro de las mitocondrias, un proceso fundamental para la generación de ATP.
- Magnesio: participa en más de trescientas reacciones enzimáticas, muchas de las cuales están involucradas en la producción de energía. El magnesio es necesario para la fosforilación oxidativa y la glucólisis, dos vías metabólicas críticas para la producción de ATP.

## Apoyo a la detoxificación celular

Por otro lado, los jugos vegetales son conocidos por sus propiedades desintoxicantes, que permiten mantener el funcionamiento óptimo de las células.

- Clorofila: se encuentra en altas concentraciones en los jugos de vegetales verdes como la espinaca y la col rizada, y ayuda a desintoxicar el hígado. La clorofila se une a las toxinas y metales pesados, lo que facilita su eliminación del cuerpo.
- Antioxidantes: los jugos son ricos en antioxidantes como la vitamina C y el beta-caroteno, que protegen las células del daño oxidativo causado por los radicales libres y que puede afectar negativamente a las estructuras celulares y al ADN, desencadenando enfermedades crónicas y provocando envejecimiento prematuro.
- Protección del ADN: los antioxidantes neutralizan los radicales libres antes de que puedan dañar el ADN y otras estructuras celulares

críticas. Esto es en especial importante para prevenir mutaciones genéticas que podrían llevar al desarrollo de cáncer.

## Mejora en la comunicación celular

La comunicación celular es vital para la coordinación y el funcionamiento del organismo como un todo. Los nutrientes en los jugos vegetales pueden mejorar significativamente esta comunicación, permitiendo que las células interactúen de manera más eficiente.

- Ácidos grasos omega-3: aunque menos comunes en los jugos vegetales, los ácidos grasos omega-3 pueden estar presentes en pequeñas cantidades en jugos o batidos que incluyen ingredientes como la chía o el lino. Estos ácidos grasos son esenciales para la fluidez de la membrana celular y la transmisión de señales entre las células.
- Polifenoles y flavonoides: estos compuestos bioactivos afectan a la señalización celular y la expresión génica. Los polifenoles pueden activar vías de señalización antioxidante y antiinflamatoria, mejorando la respuesta del cuerpo al estrés y la inflamación.

El sistema inmunitario depende de nutrientes específicos para funcionar de manera óptima y proteger el organismo. Los fitonutrientes presentes en los jugos vegetales ofrecen un soporte clave para fortalecer la función inmunitaria, ayudando a las células inmunitarias a responder de manera más eficiente y a mantener el equilibrio del cuerpo frente a posibles amenazas.

- Inmunomodulación: los fitonutrientes como los flavonoides y los carotenoides tienen propiedades inmunomoduladoras. Esto significa que pueden ayudar a regular la respuesta inmunitaria, fortaleciendo el sistema inmunitario y mejorando la resistencia a infecciones.

- Respuesta inmunitaria: la vitamina C, presente en altas concentraciones en el pimiento y el perejil, es conocida por su capacidad para mejorar la función de los leucocitos, células fundamentales del sistema inmunitario.

## Influencia en las vías metabólicas: metabolitos secundarios

Los procesos metabólicos del cuerpo dependen de una serie de compuestos clave para funcionar correctamente. Estas moléculas secundarias presentes en los jugos vegetales pueden influir de forma positiva en estas vías metabólicas, optimizando la eficiencia con la que el organismo obtiene energía y sintetiza otros nutrientes esenciales.

- Metabolitos bioactivos: contienen metabolitos secundarios como los glucosinolatos y los ácidos fenólicos, que influyen en las vías metabólicas. Estos metabolitos pueden actuar como señalizadores celulares, modulando procesos metabólicos y mejorando la eficiencia de nuestro funcionamiento.
- Eficiencia energética: la mejora de la eficiencia metabólica significa que las células pueden producir energía de manera más efectiva y, por lo tanto, mantener la vitalidad y prevenir la fatiga crónica.

Voy a abrir otro meloncillo de esos interesantes que me gustan a mí, pero primero te contaré una historia muy graciosa. Una tarde mi marido y yo estábamos viendo un documental en Netflix, que, por cierto, te recomiendo, se llama *Nuestro universo* y es una serie dividida en capítulos que tratan los diferentes aspectos del universo, valga la redundancia. El caso es que en este documental hablaban de que esa energía que usan nuestras células, y que está en todos los organismos vivos, procede de esa fuente primigenia que creó todo lo que conocemos hasta ahora. Te lo voy a resumir un poco para ir al meollo de la cuestión y espero conseguir que te quedes maravillado.

Tras el booom inicial que supuso el Big Bang, el universo que conocemos comenzó a desarrollarse. Todos esos trocitos que volaban y se acumulaban por ahí empezaron, después de cientos de miles de millones y no sé cuántos años más, a formar planetas, estrellas, galaxias, sistemas, etcétera. Dentro del sistema solar, nuestra Tierra no era fértil aún, pero se crearon las condiciones necesarias para que surgiera la vida en el agua. Esa vida siguió evolucionando y blablablá... ¡llegamos a la forma de vida que me interesa: las plantas!

Ay, mis amigas las plantas, aquí está el quid de la cuestión. Resulta que las plantas hicieron la magia. Ellas utilizan la luz solar, el agua y el dióxido de carbono para producir glucosa (un tipo de azúcar) y oxígeno. Te presento la fotosíntesis: 6CO2 + 6H2O + luz solar = C6H12O6 + 6O2.

En resumen, la glucosa producida durante la fotosíntesis almacena la energía solar en sus enlaces químicos. Las plantas usan parte de esta glucosa para crecer y llevar a cabo sus funciones vitales, y también almacenan parte de esta energía en sus hojas, tallos y raíces. Total, que si avanzamos en el visionado del documental, nos muestra una vaca que pasea por el monte. Le da hambre y empieza a comer un pasto que sus diferentes estómagos digieren. Dentro del cuerpo de la vaca, la glucosa de las plantas se descompone durante la digestión. Este proceso libera la energía almacenada en los enlaces químicos de la glucosa y le proporciona el combustible que la vaca necesita para moverse, crecer y realizar todas sus funciones biológicas. Piensa en la glucosa como pequeñas baterías cargadas con energía solar. Cuando una vaca come pasto, está básicamente comiéndose un montón de baterías llenas de energía del sol. Dentro del estómago del animal, estas «baterías» se descomponen, y la energía que contienen se libera para ser utilizada por el cuerpo del herbívoro. Y entonces llegamos nosotros los humanos, que nos comemos una ensalada (plantas) o unas frutas (de las plantas) o un solomillo de vaca (lleno de baterías cargadas de luz solar). Es decir, cuando comes, estás ingiriendo la luz del sol. Pues bien, mi marido y yo estábamos viendo esta escena cuando precisamente hice hincapié en esto:

—Mira, cariño, cuando comemos, estamos consumiendo la luz del sol...

—Pues qué interesante, ¿no? —me respondió.

—¡Sí! Aunque cada vez comemos menos luz del sol con la comida industrial.

—Así nos va...

—Un Bollycao no tiene luz del sol.

—Pero y lo rico que está.

Los dos no pudimos evitar reírnos ante semejante ocurrencia.

Cada vez que comes una manzana, un plato de arroz o un trozo de carne, estás consumiendo la energía del sol que fue almacenada en esos alimentos a través de la fotosíntesis y la cadena alimentaria. ¿De qué manera llega a nosotros esta energía en función del alimento que consumimos?

- Frutas y verduras: directamente nos dan la energía solar almacenada en forma de glucosa, vitaminas y minerales.
- Cereales y legumbres: contienen almidón, una forma de almacenamiento de la glucosa que las plantas usan para reservar energía.
- Carne y productos animales: cuando comemos carne, huevos o productos lácteos, estamos aprovechando la energía solar que los animales herbívoros han acumulado a través de su dieta basada en plantas.

Todo esto que te he contado aquí me hace presentarte otro aspecto importante. Tatatacháááán... Los biofotones.

Vale, quizá me estoy poniendo un poco intensita con todo esto de que nos comemos la luz de sol, pero, además de interesante, es importante que lo tengamos en cuenta para saber de dónde vienen las propiedades de los batidos y los zumos.

## Biofotones: la luz que emiten nuestras células

Tal vez nunca hayas oído hablar de ellos, pero son una parte fascinante y esencial de la vida. Se trata de partículas de luz que emiten todas las células vivas, incluyendo las de las plantas y los animales (también humanos). Estas partículas, también conocidas como fotones ultradébiles, son producidas a través de procesos bioquímicos dentro de todas las células.

Quiero que conozcas a Fritz-Albert Popp, un científico alemán que en la década de los setenta se convirtió en un referente en el estudio de los biofotones. Popp revolucionó nuestra comprensión de cómo las células emiten luz y lo que esto significa para la biología y la salud.

Fritz-Albert Popp nació en 1938 en Alemania y fue un biofísico conocido por su investigación innovadora sobre los biofotones. Empezó a desarrollar la teoría de los biofotones defendiendo que todos los organismos vivos emiten biofotones de manera constante. Popp ideó métodos para detectar y medir la emisión de biofotones utilizando equipos como fotomultiplicadores, capaces de amplificar señales de luz muy débiles. Popp propuso que los biofotones permiten a las células comunicarse entre sí de manera rápida y eficiente. Según él, esta comunicación basada en luz es mucho más rápida que los mecanismos químicos tradicionales. Sugería que los biofotones podrían ser fundamentales para coordinar funciones biológicas complejas a nivel celular. De hecho, descubrió que las células sanas emiten un patrón de biofotones coherente, mientras que las enfermas muestran una emisión de biofotones caótica o disminuida. Esta observación lo llevó a la idea de que los biofotones pueden ser utilizados como un indicador del estado de salud celular y del organismo en general. Por esta razón, la medición de biofotones podría ser utilizada como una herramienta de diagnóstico para detectar enfermedades en sus etapas tempranas, al identificar patrones de emisión de luz anormales en las células.

Popp también exploró cómo los biofotones pueden influir en la calidad de los alimentos. Sugirió que aquellos frescos y naturales, que emiten más biofotones, son más saludables que los alimentos procesados. Te lo cuento de forma breve en el siguiente apartado:

## Biofotones y alimentos frescos

¿Alguna vez te has preguntado por qué una fruta que acaba de ser cogida del árbol o una verdura recién cortada del huerto saben y te hacen sentir tan bien? Una de las respuestas está en los biofotones, esas pequeñas partículas de luz que emiten las células vivas. Vemos cómo los biofotones influyen en la calidad de los alimentos de una manera sencilla y cercana.

Los alimentos frescos y naturales, como las frutas y las verduras que compras en el mercado o recolectas directamente del jardín, emiten más biofotones. Esto se debe a que sus células están llenas de vida y energía.

Piensa en los biofotones como una especie de energía viva dentro de los alimentos. Cuando consumes una manzana recién recogida estás consumiendo esa energía en su forma más pura. Es decir, los alimentos que emiten más biofotones tienen una mayor vitalidad. Tal cual, no solo son más nutritivos, sino que ayudan a que tu cuerpo funcione mejor.

## ¿Por qué son importantes los biofotones en nuestra dieta?

Principalmente por estas tres razones:

### Mejora de la salud celular

Los biofotones no solo son una señal de que el alimento es de buena calidad, sino que también pueden beneficiar directamente a nuestras células. ¿De qué maneras?

- Comunicación celular: los biofotones ayudan a que las células de nuestro cuerpo se comuniquen mejor entre sí. Esto significa que tu cuerpo puede funcionar de manera más eficiente y responder mejor a las enfermedades.
- Eficiencia metabólica: al comer alimentos ricos en biofotones, podrías estar ayudando a tu cuerpo a digerirlos mejor y a tener más energía.

### Refuerzo del sistema inmunitario

Los alimentos frescos y llenos de biofotones también pueden fortalecer tu sistema inmunitario de las siguientes formas:

- Defensa natural: los nutrientes y los biofotones en los alimentos frescos ayudan a tu cuerpo a defenderse mejor contra enfermedades.

- Regulación del estrés oxidativo: los antioxidantes y biofotones en frutas y verduras frescas permiten combatir el estrés oxidativo, que es un factor clave de muchas enfermedades crónicas.

## Alimentos procesados: menos luz, menos vida

En contraste, los alimentos procesados y almacenados durante mucho tiempo emiten menos biofotones. Los procesos como cocinar, envasar y congelar pueden reducir la vitalidad de estos alimentos.

- Procesamiento y conservación: cuando los alimentos se cocinan, enlatan o congelan, muchas de las células vivas mueren y se llevan consigo gran parte de sus biofotones.
- Menor valor nutricional: la falta de biofotones en los alimentos procesados indica un menor valor nutricional. Aunque estos alimentos todavía pueden aportar calorías y algunos nutrientes, sin duda, les falta la vitalidad de los alimentos frescos.

¿Entiendes ahora por qué amo los jugos y los licuados? Porque son un chute de biofotones, esto es, de VIDA. Este proceso no solo nos da una bebida deliciosa, sino que también nos permite explotar al máximo la energía y la vitalidad contenidas en los ingredientes frescos.

Quiero aprovechar para aportarte un apéndice práctico con consejos para maximizar los biofotones en tus bebidas:

- Usa ingredientes frescos: siempre que sea posible, elige frutas y verduras frescas y de temporada.
- Prepara y consume inmediatamente: prepara tus batidos y jugos justo antes de consumirlos. Evita dejarlos preparados durante mucho tiempo, ya que los biofotones y nutrientes se degradan con el tiempo. En caso de querer conservarlos, siempre es mejor hacer el licuado en un extractor lento y conservar el resultado en un tarro o vaso de cristal un máximo de cuarenta y ocho horas.
- Variedad en la dieta: incluye una gran variedad de frutas y verduras en tus batidos y jugos. Cada tipo de alimento aporta diferentes nutrientes y biofotones, lo que enriquece tu dieta de manera integral.

# Batidos y jugos convencionales y terapéuticos

Las cosas como son, no es lo mismo prepararte un batido o licuado por apetencia o por su sabor que utilizar estos elixires como apoyo para el funcionamiento del organismo. Hoy en día se han convertido en una opción popular para aquellos que buscan una manera rápida de consumir nutrientes. Ya sea que vayas contrarreloj por la mañana o simplemente que quieras una forma refrescante de obtener tu dosis diaria de frutas y verduras, los licuados son una solución práctica. Sin embargo, no todos los batidos son iguales. Existen diferencias significativas entre los terapéuticos y los convencionales, tanto en sus ingredientes como en sus objetivos y beneficios para la salud.

## Batidos y jugos convencionales, los aliados del día a día

Suelen estar hechos con ingredientes básicos y accesibles que puedes encontrar en cualquier supermercado:

- Frutas frescas o congeladas: como plátanos, fresas, arándanos y mango.
- Verduras: como espinacas, col rizada y zanahorias.
- Líquidos: agua, leche, leche de almendras, leche de coco o yogur.
- Suplementos básicos: a veces se les añaden proteínas en polvo, avena y semillas de chía o linaza.

El principal objetivo es proporcionar una bebida nutritiva y energizante que te ayude a mantener una dieta equilibrada. Son ideales para:

- Desayunos rápidos: perfectos para esos días en los que tienes prisa.
- Refrigerios saludables: una opción para entre comidas que te mantiene lleno sin recurrir a aperitivos poco saludables.
- Recuperación posejercicio: reponen nutrientes y energía después de una sesión de entrenamiento.

**Los beneficios para la salud son estos:**

- Aporte de nutrientes: proporcionan vitaminas, minerales y antioxidantes esenciales.
- Hidratación: ayudan a mantener el cuerpo hidratado.
- Energía sostenida: gracias a los carbohidratos de las frutas y la proteína añadida, proporcionan energía duradera.

## Batidos y jugos terapéuticos: más allá de la nutrición básica

Estos elixires contienen ingredientes seleccionados por sus propiedades beneficiosas específicas. Pueden incluir:

- Superalimentos: como la espirulina, la clorela, las bayas de goji y el açaí.
- Hierbas medicinales: como la cúrcuma, el jengibre y la ashwagandha (ginseng indio).
- Proteínas de alta calidad: suero de leche, proteínas vegetales o colágeno.
- Suplementos especializados: como probióticos, prebióticos, adaptógenos y enzimas digestivas.

La finalidad de los elixires terapéuticos es proporcionar un soporte nutricional específico que pueda ayudar en la recuperación de enfermedades, fortalecer el sistema inmunitario, mejorar la digestión, desintoxicar el cuerpo o apoyar en otros aspectos específicos de la salud.

En este caso, la lista de beneficios concretos veremos que va más allá de la nutrición básica. Entre los más importantes destacan:

- Reducción de la inflamación.
- Mejora de la flora intestinal.
- Desintoxicación del hígado.
- Recuperación de la energía.
- Mejora de la circulación, los estados de anemia y los déficits de defensas.
- Apoyo al sistema inmunitario.
- Recuperación muscular.
- Una flora intestinal saludable y una mejor digestión.

## Diferencias entre batido, licuado y jugo

### Batido

Es una bebida espesa hecha al mezclar frutas, verduras y otros ingredientes con líquido, generalmente en una licuadora, batidora o *blender*. Los batidos conservan todos los nutrientes de los ingredientes, incluyendo la fibra.

- Tiene una digestión lenta: la fibra ralentiza la digestión, lo que ayuda a mantener los niveles de azúcar en sangre estables y proporciona una sensación de saciedad más prolongada.
- Proporciona regulación intestinal: la fibra soluble e insoluble ayuda a regular el tránsito intestinal, promoviendo una buena salud digestiva.

### Licuado

En muchos países «licuado» es un término que se usa de forma indistinta con el significado de «batido». En ciertos lugares, puede referirse a una bebida similar a un batido, pero hecha principalmente con frutas y agua, y que puede tener una consistencia más líquida.

- Al igual que los batidos, retienen la fibra de los ingredientes.
- La digestión es un poco más rápida que los batidos, pero más lenta que los jugos porque mantienen algo de fibra.

## Jugo

Se preparan al extraer el líquido de las frutas y las verduras, separando el jugo de la pulpa. Para esto se usa un extractor de jugos. El resultado es líquido y claro, ya que se elimina la fibra sólida.

- Son una forma dinámica de obtener vitaminas y minerales porque el cuerpo absorbe el jugo más rápido sin la fibra. Son perfectos para desintoxicaciones y obtener una rápida dosis de nutrientes. Existen dos tipos principales de extracción: los extractores centrífugos y los de masticación (extracción lenta).
- Extracción lenta: ¿cómo funciona esto? Los extractores de masticación trituran lentamente las frutas y verduras para extraer el jugo. Este proceso tarda más, pero conserva más nutrientes.
- Beneficios: la extracción lenta genera menos calor y fricción, lo que ayuda a preservar las enzimas y los nutrientes sensibles al calor. Además, se obtiene más jugo de las frutas y las verduras, reduciendo el desperdicio. Otro beneficio es la calidad del jugo, que es mayor y puede durar más tiempo en el frigorífico.
- Extracción centrífuga: en este caso, utiliza una cuchilla de alta velocidad para triturar los ingredientes y luego separa el jugo de la pulpa mediante la fuerza centrífuga. Vendría a ser una especie de batido «colado» por la máquina.

## Batidos frente a jugos: ¿cómo se preparan y qué diferencias hay?

Tengo que decir que me encantan tanto los jugos como los batidos, dependiendo del objetivo o el beneficio, incluso el momento que esté atravesando; en periodos de ayuno de líquidos o en los que necesito un extra de hidratación y minerales, escojo uno u otro. También uso las frutas, pero con finalidades muy específicas o por sus propiedades en relación con algún aspecto de la salud. Como te he comentado, aquí, más que el sabor, que también, vamos a escoger ingredientes y mezclas por sus potenciales propiedades terapéuticas por encima de otros aspectos.

He creído importante dejar claro en el apartado anterior la diferencia entre batidos, jugos y licuados porque se producen confusiones habituales y a menudo me encuentro resolviendo dudas y preguntas del tipo: pero ¿esto se hace en licuadora o en extractora? ¿La licuadora es una batidora o es una extractora? ¿Un licuado es lo mismo que un jugo?

A esto se suma que en la amplia comunidad hispanohablante que sigue las recomendaciones que hago en mi perfil de Instagram @soynayragomez, suelo comprobar que las cosas tienen otro nombre diferente según el país, y no solo en cuanto a los aparatos con los que hacer estas mezclas, sino también a las propias frutas, vegetales y *toppings* o superalimentos. Aunque a veces se usan indistintamente, cada uno tiene características y métodos de preparación distintos como hemos visto.

En el siguiente cuadro puedes ver el resumen de las diferencias entre estas preparaciones:

| Aspecto | Batido | Licuado | Jugo |
|---|---|---|---|
| Consistencia | espesa, cremosa | variable (puede ser más líquida) | líquida, sin fibra |
| Fibra | retiene toda la fibra | retiene la fibra | elimina la fibra |
| Método de preparación | licuadora | licuadora | extractor de jugos (centrífugo o lento) |
| Tiempo de absorción | lento (por la fibra) | lento (por la fibra) | rápido (sin fibra) |
| Beneficios nutricionales | nutrición completa con fibra | nutrición completa con fibra | rápida absorción de nutrientes |
| Hidratación | moderada | moderada | alta |

Vale, Nayra, hasta aquí bien, pero entonces ¿qué es mejor, batido o jugo? Pues depende de qué queramos conseguir. Pero no te preocupes, veamos detenidamente cada una de estas formas para que te sea más sencillo elegir la mejor para ti.

## ¿Para qué son más apropiados los batidos?

Los batidos son ideales cuando necesitas algo que te mantenga lleno durante más tiempo. Debido a que retienen toda la fibra de las frutas y las verduras, te ayudan a sentirte saciado y a conservar los niveles de energía estables. Son perfectos para por ejemplo:

- Desayunos rápidos: para esos días en los que tienes prisa, pero no quieres saltarte el desayuno. Un batido con plátano, espinacas, leche de almendra y un poco de avena te dará la energía necesaria para empezar el día.
- Aperitivos nutritivos: entre comidas, un batido es una opción idónea que puede evitar que recurras a aperitivos poco saludables. Puedes mezclar frutas y verduras con un puñado de nueces o semillas para un aperitivo equilibrado.

## Cómo escoger un buen dispositivo para hacer tus batidos o licuados

Con respecto a las licuadoras, batidoras o *blenders* hay poco que decir. Es ideal utilizar máquinas potentes que mezclen bien, que no se atasquen y que sean de materiales de calidad: acero inoxidable, cristal o materiales libres de BPA con cuchillas potentes, sobre todo si quieres agregar frutos secos a tus mezclas o hacerlas con frutas o verduras congeladas. Esta información es relevante para que sepas cuál puede ajustarse mejor a tus necesidades, usos o incluso manías. Más que nada para que no hagas un doble gasto comprando un *blender* que después se te quede «corto» y tengas que sustituir por otro dispositivo...

Es muy importante que miremos cuál es la potencia del aparato:

- Baja potencia (200-500 vatios): son adecuadas para mezclar ingredientes suaves, batir líquidos y hacer batidos ligeros.
- Potencia media (500-1.000 vatios): tienen capacidad de triturar ingredientes más duros como frutas congeladas y verduras fibrosas.
- Alta potencia (1.000 o más vatios): son ideales para tareas intensivas como triturar hielo, hacer mantequillas de frutos secos y licuar ingredientes densos sin esfuerzo, asegurando una textura suave y uniforme.

## Beneficios

La fibra en los batidos ayuda a mantener tu sistema digestivo en buen estado. La fibra es esencial para la digestión, ya que promueve el movimiento regular del intestino y previene problemas como el estreñimiento.

- Mejorar la digestión: ingredientes como las semillas de chía y el lino, que se pueden añadir fácilmente a los batidos, son ricos en fibra y ayudan a mejorar la digestión.
- Regulación del azúcar en sangre: la fibra también permite regular los niveles de azúcar la sangre, lo que puede ser beneficioso para personas con diabetes o quienes desean evitar picos de azúcar.
- La fibra insoluble agrega volumen a las heces y ayuda a prevenir el estreñimiento, mientras que la soluble absorbe agua y forma un gel que facilita el movimiento intestinal.
- Los batidos, al estar licuados, son más fáciles de digerir. Esto puede ser beneficioso para personas con problemas digestivos que encuentran difícil descomponer y absorber nutrientes de alimentos sólidos.
- Los ingredientes licuados son menos propensos a irritar la mucosa intestinal, lo que puede reducir los síntomas de problemas digestivos funcionales. Por supuesto, todo esto que estamos hablando es aplicable a una persona que no posea ya de por sí enfermedades intestinales. Hoy día están en auge múltiples patologías que tienen que ver con la microbiota intestinal y que provocan problemas de digestión para ciertos tipos de frutas y verduras y para los que habría que hacer adaptaciones de estos licuados.

# Hablemos de los jugos

## ¿Cuándo escoger jugos?

Preferentemente en momentos en los que queremos rehidratarnos y aportar electrolitos a nuestro organismo de manera rápida, o en los que hay problemas con la fibra vegetal. ¿A qué me refiero con esto? Sobre todo a problemas relacionados con la tolerancia y la absorción de las fibras vegetales. Algunas personas experimentan molestias digestivas, como hinchazón o gases, debido a la fermentación de ciertas fibras en el intestino. Además, en casos específicos, una absorción inadecuada puede impedir que el cuerpo obtenga todos los nutrientes necesarios de los alimentos ricos en fibra.

### Composición molecular

Dicho lo anterior, conocer la composición molecular de los jugos puede ser fundamental a la hora de escogerlos como modo de obtener los nutrientes.

- Ausencia de fibra: los jugos se obtienen al extraer el líquido de las frutas y verduras, eliminando prácticamente toda la fibra. Esto deja en esencia agua, vitaminas, minerales y antioxidantes solubles.
- Concentración de azúcares: sin la fibra que ralentiza la absorción, los jugos pueden tener una concentración más alta de azúcares simples que cause picos rápidos en los niveles de glucosa en sangre. Esto será algo que tengamos muy en cuenta en casi todas las recetas y propuestas de este libro.
- Nutrientes hidrosolubles: al eliminar la pulpa, algunos nutrientes que están unidos a la fibra pueden perderse, aunque los jugos siguen siendo ricos en vitaminas hidrosolubles como la vitamina C y algunos compuestos fenólicos.

## Beneficios

- Rápida absorción: la ausencia de fibra permite que los nutrientes sean absorbidos rápidamente por el cuerpo, lo que proporciona un impulso rápido de energía y nutrientes.
- Hidratación rápida: los jugos son una excelente fuente de hidratación rápida, en especial después del ejercicio o en climas cálidos.

Un apunte importante antes de que sigamos: para disfrutar de todos los beneficios de los jugos, es fundamental el método de preparación. Te cuento con calma, porque merece la pena que entiendas esto.

Cuando decides empezar a hacer jugos en casa, una de las primeras decisiones importantes es elegir el tipo de extractor de jugos que vas a usar. Hay muchísimas máquinas: batidora de vaso, licuadora, *blender*, procesadora de alimentos, máquinas *cold press*, extractores, jugueras. Aunque puede resultar una decisión sencilla (a mí no me lo parece para nada), las diferencias entre los métodos de extracción tienen un gran impacto en la calidad, el sabor y el valor nutricional de tus jugos.

Ahora me detendré más en la extracción lenta o masticación, dado que es la mejor opción para preservar las biomoléculas de los jugos vegetales. Estas máquinas se caracterizan por el uso de un tornillo sin fin, de prensado (auger) o una rueda que tritura lentamente los ingredientes. La extracción lenta es un método superior mucho menos agresivo comparado con los extractores centrífugos.

La velocidad ideal para estos dispositivos generalmente oscila entre las treinta y las ochenta revoluciones por minuto (RPM). Piensa que una extractora centrífuga puede alcanzar desde las seis mil hasta las quince mil revoluciones por minuto, lo cual genera mucha fricción y calor. Este tipo de extracción tiene varias ventajas significativas:

### 1. Evita la generación de calor:

- Conservación de vitaminas sensibles: minimizan la fricción y, por lo tanto, la generación de calor durante el proceso de extracción. El calor excesivo puede desnaturalizar vitaminas sensibles al calor

como la vitamina C y las del complejo B, reduciendo su valor nutricional. Las bajas RPM aseguran que estas vitaminas se mantengan intactas y disponibles en el jugo final.
- Integridad enzimática: además de las vitaminas, las enzimas presentes en las frutas y verduras son susceptibles al calor. La extracción a bajas RPM mantiene estas enzimas activas y efectivas, contribuyendo a un jugo más saludable y nutritivo.

### 2. Reducción de la oxidación:

- Menor exposición al aire: la baja velocidad del tornillo sin fin introduce menos aire en el jugo durante el proceso de extracción. Esto reduce la oxidación, que puede degradar los antioxidantes y otros nutrientes esenciales y que no solo disminuye el valor nutricional del jugo, sino que también afecta a su sabor y color.
- Conservación de antioxidantes: los antioxidantes son cruciales para combatir el estrés oxidativo en el cuerpo, se conservan mejor cuando el jugo se extrae a bajas RPM. Esto asegura que el jugo no solo sea más nutritivo, sino también más efectivo en términos de beneficios para la salud.

# Triturado eficiente

## Rotura de paredes celulares

- Liberación de nutrientes: la trituración lenta es eficaz para romper las paredes celulares de las frutas y las verduras. Las células actúan como barreras naturales que contienen los nutrientes. Al romperlas lentamente, se libera una mayor cantidad de jugo y nutrientes de manera efectiva. Esto significa que el jugo extraído es más denso en nutrientes y proporciona mayores beneficios para la salud en cada vaso.
- Mayor biodisponibilidad: al romper las paredes celulares, los nutrientes se vuelven más biodisponibles, es decir, están más fácilmente disponibles para ser absorbidos por el cuerpo. Esto incluye no solo vitaminas y minerales, sino también compuestos fitoquímicos beneficiosos que con efectos antioxidantes y antiinflamatorios.

### Maximización del rendimiento del jugo

La trituración lenta y meticulosa permite extraer el máximo jugo posible de los ingredientes. Esto se traduce en una pulpa más seca, que indica que se ha extraído la mayor cantidad de jugo posible. No solo se optimiza la extracción, sino que el jugo obtenido a bajas RPM suele tener un sabor más puro y concentrado, con menos espuma y una textura más suave. Esto se debe a la menor incorporación de aire y la conservación de los compuestos aromáticos naturales de las frutas y las verduras. El resultado es un jugo sabroso, nutritivo, fino y sin tropezones, y lo más importante: ¡lleno de biomoléculas útiles para nuestro organismo!

# Tipos de jugos

Hemos visto cuál es la extracción más apropiada para los jugos, pero ahora déjame darte la bienvenida a la gran variedad que podemos encontrar. Los jugos pueden clasificarse en varias categorías según sus ingredientes y el propósito que tengan. Aquí te dejo una clasificación comúnmente utilizada, junto con sus características:

## Jugos de frutas

- Ingredientes: hechos exclusivamente de frutas como naranjas, manzanas, fresas, mangos, etcétera.
- Sabor: suelen ser dulces y refrescantes debido al alto contenido de azúcares naturales.
- Beneficios: ricos en vitamina C, antioxidantes y azúcares naturales que proporcionan energía rápida.
- Ejemplos: jugo de naranja, manzana o de piña.

## Jugos de verduras

- Ingredientes: preparados principalmente con verduras como zanahorias, espinacas, apio, remolacha, col rizada, etcétera.

- Sabor: es más terroso y menos dulce que los jugos de frutas.
- Beneficios: abundantes en vitaminas, minerales, antioxidantes y clorofila. Suelen ser bajos en calorías y azúcares.
- Ejemplos: jugo de zanahoria, espinacas o de remolacha.

## Jugos mixtos (frutas y verduras)

- Ingredientes: combinación de frutas y verduras para equilibrar sabores y maximizar nutrientes.
- Sabor: varía dependiendo de la mezcla, pero generalmente son más equilibrados entre dulce y terroso.
- Beneficios: ofrecen una amplia gama de nutrientes, combinando las vitaminas y los antioxidantes de las frutas con los minerales y la clorofila de las verduras.
- Ejemplos: jugo de manzana, zanahoria y jengibre; jugo de espinaca, manzana y limón.

## Jugos verdes

- Ingredientes: predominantemente vegetales verdes como espinacas, col rizada, pepino, apio y perejil.
- Sabor: fresco y algo amargo, dependiendo de los ingredientes. A menudo se equilibran con una pequeña cantidad de fruta.
- Beneficios: ricos en clorofila, vitaminas A, C, K, hierro y antioxidantes. Ayudan en la desintoxicación y alcalinización del cuerpo.
- Ejemplos: jugo de espinaca, pepino y apio; jugo de col rizada, manzana y limón.

## Jugos détox

- Ingredientes: combinan frutas y verduras con propiedades desintoxicantes como limón, jengibre, pepino y perejil.
- Sabor: generalmente fresco y algo ácido o picante.
- Beneficios: ayudan a eliminar las toxinas del cuerpo, mejorar la digestión y aumentar la energía.

- Ejemplos: jugo de limón, jengibre y pepino; jugo de perejil, manzana y limón.

## Jugos funcionales

- Ingredientes: diseñados para cumplir una función específica, como mejorar la inmunidad y la digestión, aumentar la energía o reducir la inflamación. Pueden incluir superalimentos como cúrcuma, espirulina, semillas de chía y otros suplementos.
- Sabor: varía según los ingredientes y su función.
- Beneficios: dirigidos a objetivos específicos para la salud dependiendo de los ingredientes utilizados.
- Ejemplos: jugo de naranja, cúrcuma y jengibre (antiinflamatorio); jugo de espinaca, espirulina y manzana (energizante).

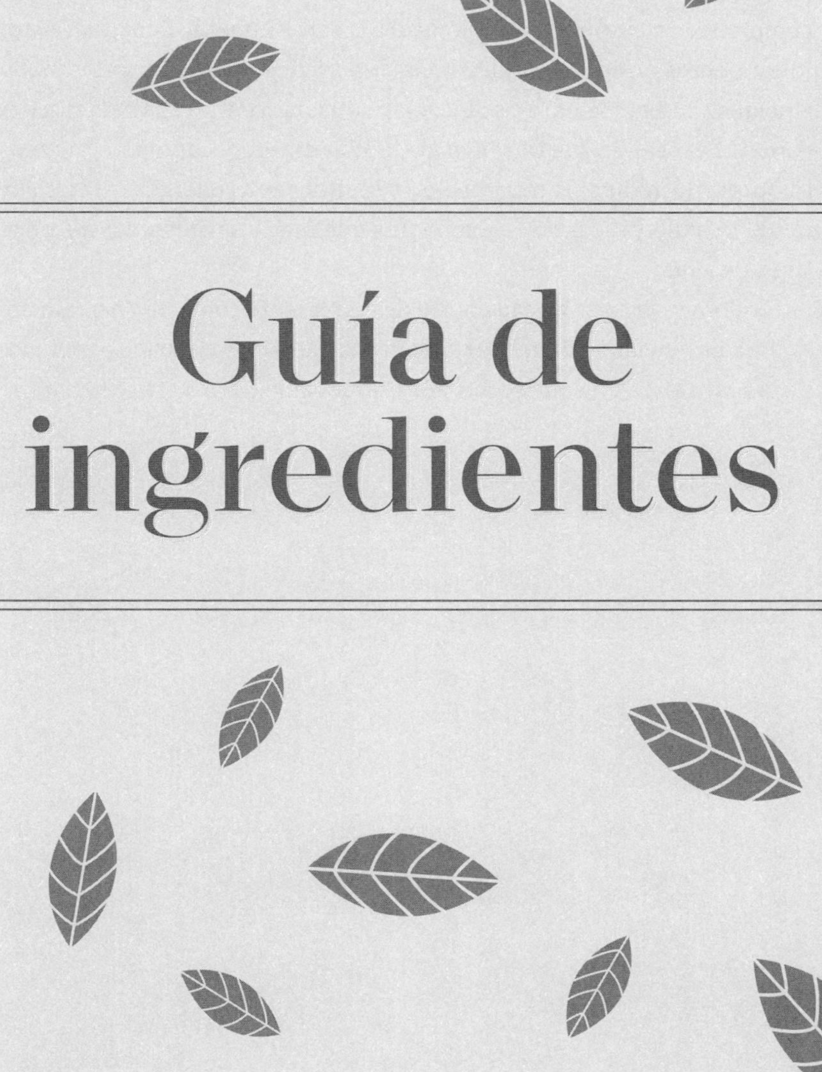

# Guía de ingredientes

Esta guía ha sido creada para que conozcas en profundidad los ingredientes clave que componen cada jugo y batido de este libro. A lo largo de las próximas páginas encontrarás información detallada sobre las propiedades y los beneficios de cada ingrediente, lo que te permitirá comprender mejor cómo contribuyen a la salud integral. Descubrir estos ingredientes no solo enriquecerá la experiencia de preparar los jugos, sino que también te hará posible adaptar cada receta a tus necesidades específicas. Ya sea que busques mejorar la digestión, apoyar el sistema inmunitario, reducir la inflamación o revitalizar tu energía, esta guía te ayudará a identificar los ingredientes que mejor se ajusten a tus objetivos de salud.

Explora y disfruta de cada perfil de ingrediente como una herramienta para potenciar tu bienestar aprovechando al máximo los beneficios de la naturaleza en cada sorbo. Antes que nada...

# Premisa base: qué tener en cuenta

## Selección de ingredientes de calidad

Empecemos por lo básico: si no escoges alimentos de calidad, tus jugos no serán de calidad.

Esto no quiere decir que ahora vayas a tener que empezar a comprar todo en mercados ecológicos y de cercanía ni nada de eso. No siempre tenemos acceso a fruta y verdura de agricultura ecológica, primero porque a lo mejor nos supone un esfuerzo económico, y segundo, porque no toda la verdura y la fruta se consiguen de forma orgánica o biológica. Con lo cual, es crucial limpiarlas adecuadamente para eliminar los residuos de pesticidas, bacterias y suciedad. A continuación, te presentaré algunos métodos efectivos para asegurarte de que tus ingredientes estén limpios sin necesidad de pelarlos, conservando así más nutrientes.

## Métodos para limpiar las frutas y verduras

### Con agua y bicarbonato de sodio

El bicarbonato de sodio es un limpiador eficaz que puede ayudar a eliminar residuos de pesticidas.

- Procedimiento:

a. Llena un recipiente grande con agua fría.
b. Añade una cucharada de bicarbonato de sodio por cada litro de agua.

c. Sumerge las frutas y las verduras en el agua con bicarbonato.
d. Frota con delicadeza cada pieza con las manos o un cepillo suave.
e. Déjalo reposar durante 10-15 minutos.
f. Enjuaga bien con agua fría y seca con un paño limpio.

## Con una solución de agua y vinagre

El vinagre blanco es otro limpiador natural eficaz para desinfectar y eliminar residuos químicos.

- Procedimiento:

a. Mezcla una parte de vinagre blanco con tres de agua en un recipiente grande.
b. Sumerge las frutas y las verduras en la solución.
c. Frota cada pieza con delicadeza con las manos o un cepillo suave.
d. Déjalo reposar durante 5-10 minutos.
e. Enjuaga bien con agua fría para eliminar el sabor y olor a vinagre.
f. Seca con un paño limpio.

## Con cepillos vegetales

Un cepillo de cerdas suaves puede ayudar a eliminar la suciedad y los residuos de pesticidas de la superficie de las frutas y las verduras.

- Procedimiento:

a. Lava las frutas y las verduras bajo corriente de agua fría.
b. Frota la superficie con el cepillo, en especial las áreas más sucias.
c. Enjuaga bien y seca con un paño limpio.

Y aquí mi método particular: agrego al agua con bicarbonato un chorrito de vinagre de manzana o de zumo de limón, lo dejo de remojo 15 minutos, lo enjuago, lo seco bien, y ya está listo. Si es verdura de hoja, recomiendo usar un centrifugador manual para quitar el exceso de agua.

Y, ahora sí, vamos con la explicación de los ingredientes que utilizaremos.

# Verduras y frutas

Las verduras y las frutas son el corazón de los jugos y los batidos terapéuticos, ya que proporcionan una fuente concentrada de nutrientes, antioxidantes y vitaminas esenciales. Al consumirlas en esta forma, facilitamos su absorción y aprovechamos sus beneficios de manera efectiva. Cada ingrediente vegetal aporta propiedades únicas que ayudan a desintoxicar, reducir la inflamación, mejorar la digestión y fortalecer el sistema inmunitario. En esta sección, descubrirás cómo estos alimentos frescos pueden transformar tu salud y bienestar integral.

## Verduras de hoja verde

Las verduras de hoja verde son uno de los pilares fundamentales en la preparación de jugos y batidos terapéuticos debido a su impresionante perfil nutricional y sus numerosos beneficios para la salud. Estas verduras no solo constituyen una fuente excelente de vitaminas y minerales esenciales, sino que también contienen compuestos bioactivos que pueden mejorar de forma significativa el bienestar general.

### Espinacas *(Spinacia oleracea)*

La espinaca es una verdura increíblemente nutritiva y versátil. Es rica en clorofila, vitaminas A, C, y K, además de minerales esenciales como el hierro, el calcio y el magnesio. Al incluir espinaca en tus jugos, puedes aprovechar sus beneficios para la visión, gracias a la luteína y la zeaxantina que contiene y que protegen los ojos del daño causado por la luz azul. Además, los nitratos naturales presentes en la espinaca ayudan a reducir la presión arterial, mejorando así la salud cardiovascular. La vitamina K y el calcio permiten mantener unos huesos fuertes y saludables y, además, su alto índice en quercetina le dota de propiedades antiinflamatorias y antioxidantes.

La espinaca también es conocida por sus potentes propiedades desinfectantes. Actúa como un diurético natural, aumentando la producción de orina y facilitando la eliminación de líquidos y sodio. La clorofila y los antioxidantes presentes en la espinaca protegen el hígado del daño oxidativo y apoyan su función desinfectante, mejorando la capacidad del hígado para eliminar toxinas del cuerpo. Además, los compuestos de la espinaca se unen a metales pesados como el mercurio y el plomo, facilitando su excreción y protegiendo así el sistema nervioso y otros órganos vitales. Algunos estudios sugieren[24] que los antioxidantes y otros compuestos bioactivos en la espinaca pueden ayudar a inhibir el crecimiento de células cancerosas.

Hay a personas a las que les parece que tiene un sabor ligeramente terroso y vegetal, pero has de saber que las hojas jóvenes, que miden entre cinco y diez centímetros, suelen ser más suaves y dulces, con un tono verde claro, mientras que las más maduras pueden ser más amargas, tienen una textura más robusta y rondan los quince centímetros.

Entre los minerales que se encuentran en la espinaca destacan:

- Hierro: fundamental para la formación de hemoglobina y el transporte de oxígeno.
- Calcio: importante para la salud ósea y la función muscular.
- Magnesio: necesario para la función neuromuscular y la producción de energía.
- Potasio: ayuda a mantener el equilibrio de líquidos y la función muscular y nerviosa.

[24] K.A. Steinmetz, J. D. Potter: «Verduras, frutas y prevención del cáncer: una revisión», *Journal of The American Dietetic Association*, 96(10), 1996, pp.1027-1039.
N. M. Bastide, F. H. Pierre, D. E. Corpet, «Patrones dietéticos y riesgo de cáncer colorrectal: una revisión de 17 años de evidencia (1990-2006)», *Cancer Epidemiology, Biomarkers & Prevention*, 20(3), 2011, pp. 519-531.

## Kale *(Brassica oleracea var. sabellica)*

El kale, también conocido como col rizada, es una de las verduras más nutritivas y densas en nutrientes que puedes encontrar. Es una excelente fuente de vitaminas A, C y K, así como de minerales esenciales como el calcio, el potasio y el magnesio. Además, contiene antioxidantes como la luteína y la zeaxantina, fundamentales para la salud ocular, y glucosinolatos, que tienen propiedades anticancerígenas. Incorporar kale en tus jugos puede ayudarte a aprovechar sus beneficios para la salud ocular y cardiovascular, ya que los antioxidantes reducen la oxidación del colesterol LDL (por sus siglas en inglés) y los glucosinolatos permiten desintoxicar el cuerpo y proteger contra el cáncer.

El kale destaca por sus potentes propiedades desinfectantes. Los glucosinolatos presentes en el kale se convierten en isotiocianatos en el cuerpo, compuestos que ayudan a activar enzimas desintoxicantes en el hígado. Esto mejora la capacidad de este para eliminar carcinógenos y otros compuestos tóxicos del cuerpo, promoviendo una desintoxicación más eficiente. Los antioxidantes del kale también juegan un papel crucial en la neutralización de los radicales libres y la reducción del estrés oxidativo, protegiendo así las células y los tejidos del daño. Consumir kale de forma regular en tus jugos puede mantener un sistema desinfectante saludable y eficiente.

El kale tiene un sabor ligeramente amargo y terroso que puede ser equilibrado con ingredientes más dulces y cítricos en jugos y batidos. Las hojas tiernas son más suaves y menos amargas, mientras que las más maduras tienen un sabor más pronunciado. Combinado con frutas como la manzana, la piña o el mango, así como con otros vegetales como el pepino o el apio, el kale puede formar parte de deliciosos jugos détox que ayudan a purificar el cuerpo y mejorar la salud general.

## Rúcula *(Eruca sativa)*

La rúcula, también conocida como rúgula o roqueta, es una hoja verde picante y llena de nutrientes. Es una excelente fuente de vitamina K, fundamental para la coagulación sanguínea y la salud ósea, así como de vitamina A, esencial para una buena visión y una piel saludable. Además, la rúcula proporciona vitamina C, un potente antioxidante que ayuda en la reparación de tejidos y mejora la absorción del hierro. En cuanto a minerales, la rúcula es rica en calcio, importante para mantener huesos y dientes fuertes; potasio, que ayuda a regular la presión arterial, y magnesio, necesario para la función muscular y la producción de energía. También contiene antioxidantes como los glucosinolatos, que protegen contra ciertos tipos de cáncer y mejoran la desintoxicación del cuerpo.

Uno de los aspectos más destacados y únicos de la rúcula es su alto contenido de nitratos naturales. Estos se convierten en óxido nítrico en el cuerpo, un compuesto que tiene múltiples beneficios para la salud cardiovascular. El óxido nítrico ayuda a dilatar los vasos sanguíneos, mejorando el flujo sanguíneo y reduciendo la presión arterial. Esto es especialmente beneficioso para las personas con hipertensión y aquellos que buscan mejorar su rendimiento deportivo.

Los beneficios de los nitratos en la rúcula son increíbles:

- Mejora del rendimiento deportivo: pueden aumentar la eficiencia del uso del oxígeno durante el ejercicio, mejorando la resistencia y el rendimiento. Consumir rúcula antes de una sesión de entrenamiento puede ayudar a reducir la fatiga y mejorar la realización del ejercicio.
- Salud cardiovascular: al mejorar la dilatación de los vasos sanguíneos, el óxido nítrico reduce la presión arterial y mejora la circulación, lo que ayuda a mantener un corazón sano y reducir el riesgo de enfermedades cardiovasculares. Incluir rúcula en los jugos terapéuticos puede ser una excelente manera de apoyar la salud cardiovascular de forma natural.

## Bok choy *(Brassica rapa subsp. chinensis)*

El bok choy también se conoce como pak choi o col china, y es una verdura de hoja verde que destaca por su sabor suave y sus propiedades nutritivas. Es una excelente fuente de vitaminas K y A, esenciales para una buena visión y una piel saludable. Además, el bok choy proporciona vitamina C, un potente antioxidante que ayuda en la reparación de tejidos y mejora la absorción del hierro.

Uno de los aspectos más únicos y destacados del bok choy es su alto contenido en selenio, un mineral que no se encuentra en muchas verduras. El selenio es un poderoso antioxidante que juega un papel crucial en la función del sistema inmunitario y la salud tiroidea, y también ayuda a reducir la inflamación y puede mejorar la respuesta inmunitaria del cuerpo, protegiendo contra infecciones y enfermedades crónicas.

Entre los principales beneficios del selenio en el bok choy destaca:

- Su apoyo a la salud tiroidea: el selenio es esencial para la producción y el metabolismo de las hormonas tiroideas. Ayuda a proteger la glándula tiroides del daño oxidativo y apoya su función adecuada. Consumir bok choy regularmente puede ayudar a mantener una función tiroidea saludable, lo cual es crucial para la regulación del metabolismo y la energía.

## Lechuga romana *(Lactuca sativa var. longifolia)*

La lechuga romana está compuesta por una variedad de compuestos bioactivos que contribuyen a sus beneficios para la salud. Algunos de los compuestos específicos más destacados son: flavonoides (como la quercetina, que tienen propiedades antioxidantes y antiinflamatorias), carotenoides (como el betacaroteno, que se convierte en vitamina A en el cuerpo), y lactucina y lactucopicrina (compuestos amargos con propiedades sedantes y analgésicas leves).

La lechuga romana tiene un sabor fresco y ligeramente dulce junto con un toque amargo. Las hojas exteriores suelen ser más amargas que las interiores, más tiernas y suaves.

Un aspecto destacado y único de la lechuga romana es su alto contenido de folato, también conocido como vitamina B9. El folato es esencial para muchas funciones corporales, incluyendo la síntesis de ADN y la reparación celular, así como para el crecimiento y desarrollo adecuado. Es particularmente importante para las mujeres embarazadas, ya que ayuda a prevenir defectos del tubo neural en el desarrollo del feto.

Estos son los beneficios del folato contenidos en la lechuga romana:

- Apoyo al desarrollo fetal: el folato es crucial para el desarrollo adecuado del cerebro y la médula espinal del feto.
- Salud cardiovascular: el folato juega un papel en la reducción de los niveles de homocisteína, un aminoácido que, en niveles elevados, se asocia con un mayor riesgo de enfermedades cardiacas.
- Función cerebral y salud mental: el folato es esencial para la función cerebral y puede mejorar la salud mental, de hecho, la deficiencia del mismo se ha asociado con problemas cognitivos y trastornos del estado de ánimo como la depresión.

## Acelga *(Beta vulgaris var. cicla)*

La acelga es una de las verduras más olvidadas y sin embargo tiene un perfil nutricional impresionante.

Conocida por su capacidad para mejorar la salud en múltiples aspectos, destaca su alto contenido de betalaínas, pigmentos naturales que no se encuentran compuestos en muchas otras verduras. Las betalaínas son responsables de los colores vibrantes de la acelga y tienen potentes propiedades antioxidantes y antiinflamatorias. Estas sustancias pueden ayudar a proteger las células del daño oxidativo, reducir la inflamación y desintoxicar el cuerpo al apoyar la función hepática.

La acelga tiene un sabor suave y ligeramente terroso que la hace ideal para incluir en jugos y ensaladas, aportando no solo sabor, sino también un impulso nutricional significativo.

## Hojas de mostaza *(Brassica juncea)*

Se trata de una verdura de hoja verde con un sabor picante y distintivo. Son ricas en vitaminas A, C y K, como sus hermanas de la familia de hojas verdes, y un aspecto único de las hojas de mostaza es su alto contenido en vitamina E, un antioxidante poderoso que protege las células del daño oxidativo, mejora la salud de la piel y fortalece el sistema inmunitario. Este nutriente es esencial para proteger las membranas celulares y prevenir enfermedades crónicas.

En cuanto a minerales, las hojas de mostaza son ricas en calcio, magnesio y potasio. El calcio y el magnesio son fundamentales para la salud ósea y la función muscular, mientras que el potasio ayuda a regular la presión arterial y el equilibrio de fluidos en el cuerpo.

## Berros *(Nasturtium officinale)*

Los berros son una verdura acuática de hoja verde con un sabor fresco y ligeramente picante que se ha utilizado durante siglos tanto en la cocina como en la medicina tradicional.

Un aspecto destacado y único de los berros es su alto contenido de sulforafano, un compuesto que no se encuentra en grandes cantidades en muchas otras verduras de hoja verde. El sulforafano es conocido por sus potentes propiedades anticancerígenas y desinfectantes. Este compuesto ayuda a activar las enzimas desifectantes en el hígado, mejorando la capacidad del cuerpo para eliminar toxinas y proteger contra el daño celular

El sulforafano en los berros ayuda a inhibir el crecimiento de células cancerosas y a inducir la apoptosis (muerte celular programada) en varios tipos de cáncer. Consumir berros regularmente puede proporcionar una defensa adicional contra el desarrollo del cáncer y apoyar la salud celular en general.

## Canónigos *(Valerianella locusta)*

Los canónigos, también conocidos como lechuga de cordero o hierba de los canónigos, son una verdura de hoja verde suave y ligeramente dulce que se ha ganado un lugar en la cocina saludable debido a su perfil nutricional y sus beneficios para la salud. Incorporar canónigos en tus jugos terapéuticos puede añadir un toque delicado y refrescante.

Un aspecto destacado y único de los canónigos es su alto contenido de ácidos grasos omega-3, un nutriente esencial que no se encuentra en grandes cantidades en muchas otras verduras de hoja verde. Estos ácidos grasos son conocidos por sus múltiples beneficios para la salud, incluyendo sus efectos antiinflamatorios y su capacidad para mejorar la salud cardiovascular. Es por eso que los canónigos ayudan a reducir la inflamación en el cuerpo. Esto es especialmente beneficioso para personas con enfermedades inflamatorias crónicas como la artritis, ya que puede aliviar el dolor y mejorar la movilidad.

### Recomendaciones

Es aconsejable que haya una rotación de verduras en nuestra dieta. Esto quiere decir que:

- Es recomendable no consumir espinaca en jugos o batidos todos los días y alternarla con otras verduras de hoja verde puede ayudar a evitar un exceso de oxalatos y proporcionar una variedad de nutrientes.
- Combinar espinaca con frutas y otras verduras puede mejorar el perfil nutricional del jugo o batido y ayudar a reducir el impacto de los oxalatos.
- Asegúrate de mantener una buena hidratación, ya que un alto contenido de oxalatos puede requerir un aumento en la ingesta de agua para ayudar a los riñones a procesarlos.

## Las crucíferas

### Colinabo *(Brassica oleracea var. gongylodes)*

El colinabo, también conocido como colirrábano o nabicol, se trata de una verdura crucífera con una apariencia única y una gran cantidad de beneficios para la salud. Con su bulbo distintivo y sus hojas verdes comestibles, el colinabo aporta una textura crujiente y un sabor suave y ligeramente dulce-picante a los jugos.

Los beneficios antioxidantes del colinabo son notables. Los antioxidantes, como la vitamina C y los glucosinolatos, ayudan a neutralizar los radicales libres en el cuerpo, reduciendo el estrés oxidativo y protegiendo las células del daño que esto les pueda causar. Consumir este vegetal regularmente puede ayudar a prevenir enfermedades crónicas y promover un envejecimiento saludable. La capacidad del colinabo para combatir el estrés oxidativo lo convierte en una excelente opción para mantener una piel saludable y radiante.

## Brócoli *(Brassica oleracea var. italica)*

Con su textura crujiente y sabor suave, el brócoli no solo es delicioso, sino que también está repleto de vitaminas, minerales y compuestos bioactivos que hacen que sea una excelente adición a los jugos terapéuticos.

Es una fantástica fuente de vitamina C, que actúa como un potente antioxidante esencial para la reparación de tejidos, la función inmunitaria y la salud de la piel. La vitamina C también ayuda a mejorar la absorción del hierro de otros alimentos, crucial para prevenir la anemia.

Además, el brócoli contiene sulforafano, un compuesto que ha demostrado tener efectos protectores contra el cáncer y propiedades antiinflamatorias que pueden mejorar la salud digestiva en general. Este compuesto, junto con los glucosinolatos, ayudan a estimular la producción de enzimas desintoxicantes en el hígado, mejorando la capacidad del cuerpo para eliminar toxinas y sustancias nocivas. Por todo esto, consumir brócoli regularmente puede ayudar a mantener el sistema desinfectante del cuerpo funcionando de manera óptima.

## Rábano *(Raphanus sativus)*

El rábano es una verdura crucífera vibrante y crujiente, conocida por su sabor picante y refrescante. Además de la vitamina C y los glucosinolatos, es una buena fuente de potasio, perfecta para la regulación de la presión arterial y el mantenimiento del equilibrio de líquidos en el cuerpo. Además, consumir rábanos regularmente puede ayudar a mantener una presión arterial saludable y apoyar la función muscular y nerviosa.

Un aspecto distintivo del rábano en comparación con otras verduras crucíferas es su alto contenido de antocianinas, presente en especial en las variedades de color rojo y púrpura. Las antocianinas son pigmentos naturales que no solo dan al rábano su color vibrante, sino que también tienen potentes propiedades antioxidantes y antiinflamatorias.

### Coles de Bruselas *(Brassica oleracea var. gemmifera)*

Ricas en vitaminas y minerales esenciales, las coles de Bruselas contienen altos niveles de vitamina K, importante para la coagulación sanguínea y la salud ósea, y vitamina C, que es esencial para la función inmunitaria y la reparación de tejidos. Además, son una buena fuente de fibra dietética, que promueve la salud digestiva y ayuda a mantener niveles saludables de azúcar en sangre.

Las coles de Bruselas tienen un sabor suave y ligeramente amargo que se puede equilibrar con facilidad en jugos con ingredientes más dulces como manzanas, zanahorias y naranjas. También combinan bien con otros vegetales crucíferos y de hojas verdes como espinacas y kale para un jugo lleno de nutrientes. Añadir un poco de jengibre o limón puede mejorar aún más el sabor y aumentar los beneficios para la salud.

## Verduras de raíz

### Zanahoria *(Daucus carota subsp. sativus)*

Se trata de una de las verduras más populares y versátiles, conocidas por su color vibrante y su sabor dulce y crujiente. Incluir zanahorias en tus jugos puede ayudar a mejorar la visión y proteger contra problemas oculares relacionados con la edad, gracias a su alto contenido en vitamina A. Además, constituyen una excelente fuente de vitamina K, que apoya la coagulación sanguínea y la salud ósea, y vitamina C, que fortalece el sistema inmunitario y promueve una piel saludable.

Las zanahorias también contienen vitamina B6, importante para el metabolismo energético y la función cerebral, y potasio, que regula la presión arterial y el equilibrio de fluidos en el cuerpo. Su alto contenido de fibra dietética mejora la digestión y previene el estreñimiento. Pero lo que distingue a las zanahorias de otras verduras es su extraordinario contenido de betacaroteno, un potente antioxidante que el cuerpo convierte en vitamina A, esencial para la salud ocular, la piel (protegiendo contra el daño solar) y el sistema inmunitario.

Las zanahorias son una adición deliciosa y saludable para cualquier jugo terapéutico que mejora tanto su sabor como su valor nutricional.

## Remolacha *(Beta vulgaris)*

La remolacha es una verdura de raíz vibrante y dulce, conocida por su profundo color rojo-púrpura y su impresionante perfil nutricional. Es especialmente rica en betalaínas, pigmentos naturales que no solo le dan su color característico, sino que también tienen potentes propiedades antioxidantes y antiinflamatorias. Las betalaínas favorecen la fase II de desintoxicación hepática, así que incluir remolacha en tus jugos puede ayudar a desintoxicar el hígado, reducir la inflamación y proteger contra el daño oxidativo gracias a estos compuestos únicos.

Además, la remolacha es una excelente fuente de vitamina C, que fortalece el sistema inmunitario y promueve la salud de la piel, y ácido fólico, esencial para la producción de glóbulos rojos y la prevención de defectos del tubo neural en el feto durante el embarazo. También contiene una buena cantidad de fibra dietética, que mejora la digestión y ayuda a mantener niveles saludables de azúcar en sangre. El potasio que contiene ayuda a regular la presión arterial y apoya la función muscular y nerviosa.

Lo que distingue a la remolacha de otras verduras es su capacidad para mejorar la circulación sanguínea y el rendimiento deportivo. Los nitratos naturales presentes en la remolacha se convierten en óxido nítrico en el cuerpo, lo que dilata los vasos sanguíneos, mejorando el flujo sanguíneo y reduciendo la presión arterial.

## Jengibre *(Zingiber officinale)*

El jengibre es una raíz aromática con un sabor picante y cálido. Es muy conocido por sus potentes propiedades antiinflamatorias, gracias a los compuestos bioactivos como el gingerol. Incluir jengibre en tus jugos puede ayudar a reducir la inflamación, aliviar el dolor y mejorar la salud general de las articulaciones; además actúa como un potente antioxidante, protegiendo las células del daño causado por los radicales libres.

El jengibre es conocido por sus propiedades digestivas, pues ayuda a aliviar problemas como la indigestión, las náuseas y el malestar estomacal.

También es rico en vitaminas y minerales como vitamina C, magnesio y potasio, que apoyan la función inmunitaria y contribuyen a la salud cardiovascular.

Lo que realmente distingue al jengibre de otras verduras y raíces es su capacidad para combatir el dolor y la inflamación de manera natural. Son varios los estudios que han demostrado que el jengibre puede ser tan efectivo como algunos medicamentos antiinflamatorios no esteroides (AINE) para aliviar el dolor, sin los efectos secundarios negativos asociados a estos fármacos.[25] Esto hace del jengibre una opción natural y segura para aquellos que buscan aliviar el dolor y la inflamación.

El jengibre tiene un sabor fuerte, por lo que se recomienda comenzar con una pequeña cantidad (aproximadamente una pulgada de raíz de jengibre fresco) y ajustar al gusto. Pela la raíz de jengibre antes de usarla. Puedes rallarla, picarla fina o simplemente añadir rodajas al exprimidor o a la licuadora. Si prefieres un sabor más suave, puedes infusionar el jengibre en agua caliente antes de añadirlo al jugo o batido.

---

[25] R. D. Altman, K. C. Marcussen: «Efectos de un extracto de jengibre sobre el dolor de rodilla en pacientes con osteoartritis», *Arthritis & Rheumatology*, 44(11), 2001, pp. 2531-2538.
R. Grzanna, L. Lindmark, C. G. Frondoza: «Jengibre: un producto medicinal a base de hierbas con amplias acciones antiinflamatorias», *Journal of Medicinal Food*, 8(2), 2005, pp. 125-132.

Combina el jengibre con ingredientes que complementen su sabor picante y cálido. Las frutas dulces, los cítricos y las verduras suaves son excelentes opciones.

## Cúrcuma *(Curcuma longa)*

La cúrcuma es una raíz dorada y aromática muy conocida por sus potentes propiedades antiinflamatorias, gracias a su compuesto bioactivo principal, la curcumina. Esta curcumina no solo tiene efectos antiinflamatorios, también actúa como un potente antioxidante, combatiendo los radicales libres que dañan las células. Este efecto antioxidante es crucial para la prevención de enfermedades crónicas y el envejecimiento prematuro. Además, la cúrcuma es conocida por sus propiedades desintoxicantes, ya que apoya la función hepática y ayuda al cuerpo a eliminar toxinas de manera más eficiente. Esto la convierte en un ingrediente ideal para los jugos terapéuticos enfocados en la desintoxicación.

La cúrcuma también es rica en nutrientes como el hierro, el manganeso y la vitamina B6, que realizan una importante aportación a la producción de energía y la salud del cerebro. Estos nutrientes también contribuyen al bienestar general al mejorar la función inmunitaria y mantener el equilibrio hormonal.

Lo que en realidad distingue este ingrediente de otras raíces es su capacidad para modular la inflamación de manera eficaz. Al igual que ocurre con el jengibre, algunos estudios afirman que la curcumina puede ser tan efectiva como algunos medicamentos antiinflamatorios no esteroides (AINE) para reducir la inflamación y el dolor de forma natural.

Mezcla cúrcuma con piña, manzanas y zanahorias para un jugo dulce y antiinflamatorio lleno de antioxidantes. También se combina bien con cítricos como naranjas y limones, o con otros ingredientes picantes como el jengibre, que le dará un toque refrescante y digestivo.

Añadir una pizca de pimienta negra a tus jugos de cúrcuma mejorará la absorción de la curcumina, haciendo que esta raíz sea aún más efectiva, pero hay que tener en cuenta que la piperina en exceso aumenta la inflamación y la permeabilidad intestinal.

## Chirivía *(Pastinaca sativa)*

Con su tono crema y sabor dulce-terroso, la chirivía es una joya escondida en el mundo de las raíces. Este vegetal subestimado no solo es delicioso, sino que está repleto de beneficios que pueden transformar tus jugos y batidos en verdaderas bombas de salud. Te los cuento.

Brilla por su contenido en fibra dietética, crucial para mantener un sistema digestivo en óptimas condiciones, así que si tienes problemas con la digestión o el estreñimiento, es tu mejor aliada. Su fibra soluble ayuda a suavizar el tránsito intestinal y a mantener esa sensación de saciedad que todos buscamos para controlar el peso.

Además, es una fuente notable de vitamina C, que fortalece el sistema inmunitario y promueve una piel saludable. También aporta vitamina K, esencial para una correcta coagulación sanguínea y huesos fuertes, y ácido fólico, indispensable para el metabolismo celular.

Por si fuera poco, este tubérculo es rico en potasio, un mineral que equilibra los electrolitos y regula la presión arterial. Todo esto contribuye a una mejor salud cardiovascular, haciendo de la chirivía una elección inteligente para tus jugos saludables.

A diferencia de muchas otras raíces, la chirivía destaca por su capacidad desintoxicante natural. Actúa limpiando el tracto digestivo y apoyando al hígado en la eliminación de toxinas gracias a su fibra soluble. Esto no solo mejora la digestión, sino que también promueve una sensación de ligereza y bienestar general.

Es sorprendentemente versátil y puede realzar tanto sabores dulces como picantes. Para un comienzo refrescante del día, combina la chirivía con manzana, limón y jengibre. Si prefieres algo más cítrico, mezcla la chirivía con naranjas y zanahorias para un jugo vibrante y lleno de vitaminas. Otra opción interesante es combinarla con peras y espinacas, lo que creará un batido verde dulce, saludable y perfecto para una tarde revitalizante.

# Otros vegetales

## Apio *(Apium graveolens)*

El apio es una verdura crujiente y refrescante conocida por su sabor suave y su impresionante perfil nutricional. Es muy valorado por sus propiedades antiinflamatorias y su capacidad para apoyar la salud digestiva y cardiovascular. Incorporar apio en tus jugos puede ayudar a reducir la inflamación, mejorar la digestión y equilibrar los niveles de pH en el cuerpo.

Una de las características más destacadas del apio es su alto contenido en compuestos antioxidantes, como los flavonoides y los fitonutrientes, que protegen las células del daño oxidativo y reducen el riesgo de enfermedades crónicas. El apio también es una excelente fuente de fibra dietética que promueve la regularidad intestinal y alimenta a las bacterias beneficiosas del intestino, mejorando la salud digestiva.

Además, es rico en vitaminas y minerales como la vitamina K, crucial para la coagulación sanguínea y la salud ósea, y el potasio, que ayuda a regular la presión arterial y mantener un equilibrio saludable de electrolitos.

Lo que realmente distingue al apio de otras verduras es su capacidad para actuar como desintoxicante y como diurético natural, ayudando al cuerpo a eliminar el exceso de agua y toxinas. Esto puede ser beneficioso para reducir la hinchazón y mejorar la función renal. El apio también es conocido por su capacidad para neutralizar el ácido en el cuerpo, ayudando a mantener un equilibrio de pH saludable.

Prueba a mezclar apio con pepino, manzana verde y limón para un jugo refrescante y desintoxicante. También combina bien con zanahorias y jengibre para un toque picante y nutritivo. El apio es una adición versátil y saludable para cualquier jugo terapéutico y mejora tanto su sabor como su valor nutricional.

## Brotes de alfalfa *(Medicago sativa)*

Los brotes de alfalfa, con su textura crujiente y sabor suave, son una joya nutricional en los jugos terapéuticos. Destacan por su alto contenido en saponinas, que ayudan a reducir el colesterol y a proteger la salud cardiovascular. Además, son ricos en fitoestrógenos, compuestos naturales que equilibran las hormonas y que son especialmente beneficiosos para las mujeres durante la menopausia.

La clorofila presente en estos brotes actúa como un potente desintoxicante, ayudando a limpiar el hígado y a purificar la sangre. Por si fuera poco, los brotes de alfalfa son una excelente fuente de vitaminas C y K, esenciales para fortalecer el sistema inmunitario y mantener los huesos saludables. Su capacidad para combinarse a la perfección con otros ingredientes hace que aporten no solo un toque nutritivo, sino también beneficios bioactivos únicos que ayudan a mantener el cuerpo en equilibrio y lleno de energía.

## Pepino *(Cucumis sativus)*

Con un contenido de agua que supera el 95 por ciento, el pepino es una fuente excepcional de hidratación. En días calurosos o tras una intensa actividad física, un jugo de pepino puede ser la solución perfecta para mantenerte bien hidratado. Este alto contenido de agua también ayuda a promover una piel saludable y radiante.

Actúa como un diurético natural para que el cuerpo elimine toxinas y desechos a través de la orina. Esto no solo apoya la función renal, sino que también puede ayudar a reducir la hinchazón y la retención de líquidos, por tanto, es una herramienta poderosa para mantener tu cuerpo limpio y bien hidratado.

Prueba a mezclar pepino con limón y menta para un jugo ultrarrefrescante y desintoxicante. Esta combinación no solo es deliciosa, sino que también potencia las propiedades hidratantes del pepino. Para un aporte adicional de nutrientes, mézclalo con espinacas y manzana verde. Este jugo verde es perfecto para una limpieza interna y un extra de vitaminas y minerales. Otra opción fantástica es combinarlo con piña y jengibre, creando un jugo tropical y digestivo con un toque picante.

## Col lombarda *(Brassica oleracea var. capitata f. rubra)*

El color morado de la col lombarda, y su sabor suave y ligeramente dulce, es una adición espectacular a tus jugos terapéuticos.

Una de las características más destacadas de la col lombarda es su alto contenido en antocianinas, los pigmentos responsables de su color morado. Se trata de unos potentes antioxidantes que ayudan a proteger las células del daño oxidativo, reduciendo el riesgo de enfermedades crónicas y promoviendo un envejecimiento saludable. Las antocianinas también tienen propiedades antiinflamatorias que reducen la inflamación del cuerpo.

Todas estas propiedades únicas hacen de la col lombarda una opción excepcional para incluir en tus jugos, promoviendo una salud integral y un envejecimiento saludable.

Prueba a mezclarla con manzana, zanahoria y jengibre para un jugo nutritivo y lleno de antioxidantes. Esta combinación no solo es deliciosa, sino que también potencia las propiedades antiinflamatorias y digestivas de la col. Para un jugo más refrescante, mézclala con pepino y limón, ideal para la hidratación y la desintoxicación. Otra opción interesante es combinar la col lombarda con remolacha y naranjas, lo que crea un jugo vibrante y lleno de nutrientes que apoyan la salud cardiovascular y el sistema inmunitario.

## *Calabaza (Cucurbita spp.)*

La calabaza se puede usar tanto cruda como cocida en jugos y batidos, dependiendo de tus preferencias y necesidades nutricionales. Cada forma de preparación tiene sus propios beneficios:

- Cruda: cuando se utiliza cruda, la calabaza conserva todos sus nutrientes, incluidas las enzimas naturales que pueden mejorar la digestión. La calabaza cruda tiene un sabor suave y ligeramente dulce, que se mezcla bien con una variedad de frutas y verduras. Si decides usarla cruda, asegúrate de pelarla y cortarla en trozos pequeños para facilitar su licuado.

- Cocida: cocinar la calabaza antes de agregarla a los jugos o batidos puede mejorar su textura y hacer que sea más suave y cremosa. Además, cocinar la calabaza puede aumentar la biodisponibilidad de ciertos nutrientes como el betacaroteno. Para preparar la calabaza cocida, simplemente ásala, hiérvela o cocínala al vapor hasta que esté tierna, luego déjala enfriar antes de agregarla a tus recetas.

La calabaza es rica en betacaroteno, un antioxidante que el cuerpo convierte en vitamina A, esencial para la salud ocular, la piel y el sistema inmunitario. También es conocida por sus propiedades antiinflamatorias y antioxidantes. Los antioxidantes como el betacaroteno y la vitamina C ayudan a combatir el estrés oxidativo y reducir la inflamación en el cuerpo, lo que puede proteger contra enfermedades crónicas de carácter inflamatorio.

Además, su alto contenido de betacaroteno y otros antioxidantes la convierte en una poderosa aliada para la salud ocular, la piel y el sistema inmunitario.

# Hierbas

## Menta *(Mentha spp.)*

La menta se caracteriza por su aroma fresco y sabor vigorizante, y has de saber que es una hierba que transforma cualquier jugo o batido en una experiencia refrescante.

El mentol, su compuesto activo principal, tiene efectos antiespasmódicos que alivian problemas de indigestión y los gases.

Más allá de sus propiedades digestivas, su alto contenido de antioxidantes ayuda a eliminar toxinas del cuerpo y protege las células del daño oxidativo, promoviendo una piel saludable y un funcionamiento óptimo del organismo. Además, la menta tiene propiedades que pueden reducir la inflamación y aliviar el dolor, algo muy beneficioso para quienes sufren de condiciones inflamatorias crónicas como la artritis.

En jugos y batidos, la menta se combina perfectamente con ingredientes como el pepino, el limón y la piña, que aportan un toque refrescante y una explosión de sabor. Te recomiendo que la añadas como complemento, pues si le pones mucha cantidad puede dar un sabor demasiado fuerte.

## Perejil *(Petroselinum crispum)* y cilantro *(Coriandrum sativum)*

He decidido ponerlos juntos porque tienen propiedades muy similares. Se trata de unas pequeñas plantas verdes que pueden tener un gran impacto en tu salud, especialmente cuando se trata de limpiar tu cuerpo de toxinas.

Lo más impresionante del perejil es su capacidad para actuar como un limpiador natural de tu cuerpo. Gracias a sus propiedades quelantes, el perejil puede unirse a metales pesados y otras toxinas, ayudando a tu organismo a eliminarlos más fácilmente.

Además de ser un campeón en la desintoxicación, es una verdadera bomba de vitamina C, un poderoso antioxidante que no solo fortalece tu sistema inmunitario, sino que también mejora la producción de colágeno.

En cuanto al cilantro, también es conocido por sus propiedades antiinflamatorias y por su capacidad para mejorar la digestión. Los compuestos del cilantro pueden aliviar problemas digestivos como la hinchazón y los gases, promoviendo una digestión saludable y un mayor confort digestivo.

## Albahaca *(Ocimum basilicum)*

La albahaca es como un pequeño escudo verde repleto de antioxidantes. Estos compuestos, como los flavonoides y los polifenoles, combaten los radicales libres que pueden dañar tus células y acelerar el envejecimiento. Al añadir albahaca a tus jugos, estás dándole a tu cuerpo una dosis extra de defensas naturales que ayudan a mantener tu piel radiante y tus células saludables.

¿Has comido demasiado? La albahaca puede venir al rescate. Sus aceites esenciales, especialmente el eugenol, son conocidos por calmar el tracto digestivo. Por un lado, un jugo con albahaca puede ayudar a reducir la hinchazón y aliviar la indigestión, haciendo que tu estómago se sienta mucho mejor después de una comida pesada. Por otro lado, el eugenol tiene potentes propiedades antiinflamatorias. Esto significa que la albahaca es capaz de reducir la inflamación en tu cuerpo, aliviando dolores y molestias, algo perfecto para aquellos que lidian con condiciones inflamatorias crónicas como la artritis.

Al igual que la menta, quiero que sepas que es una hierba que transforma cualquier jugo o batido en una experiencia refrescante.

# Frutas cítricas

## Naranja *(Citrus sinensis)*

Seguro que tu madre te ha preparado algún que otro zumo de naranja cuando estabas con gripe o habías pillado un catarro... Todavía me viene a la mente aquella vez que no podía ni levantarme de la cama, pero escuchaba desde la cocina el ruido de la exprimidora. Era mi abuela, luchando con naranjas en su empeño en que me recuperara. Cuando entraba con el zumo en la mano, siempre decía: «Tómatelo rápido para que no se vayan las vitaminas, te va a dar fuerzas para pelearlo».

Las naranjas son una fuente excepcional de vitamina C, que, como ya hemos comentado, es un poderoso antioxidante que refuerza el sistema inmunitario, protege las células del daño oxidativo y mejora la absorción de hierro. Un vaso de jugo de naranja puede cubrir tus necesidades diarias de esta vitamina esencial, ayudándote a mantenerte saludable y lleno de energía. Además, esta vitamina C estimula la producción de colágeno, una proteína vital para mantener la elasticidad y firmeza de la piel.

También contiene hesperidina, un flavonoide que ayuda a reducir la inflamación, mejorar la salud cardiovascular y proteger contra enfermedades crónicas. Este compuesto es clave para mantener tus vasos sanguíneos fuertes y flexibles y promueve una circulación saludable.

No podemos olvidar que, debido a su alto contenido de agua, la naranja es un aliado extremadamente hidratante.

Esta fruta se presta a una infinidad de combinaciones deliciosas. Prueba un jugo de naranja, zanahoria y jengibre para un impulso de vitamina A y antioxidantes, o mezcla naranja con fresas y menta para un refresco revitalizante y lleno de sabor. Si buscas algo más exótico, combínala con mango y cúrcuma.

## *Pomelo (Citrus paradisi)*

Es conocido por su capacidad para apoyar el metabolismo y ayudar en la pérdida de peso. Contiene naringenina, un flavonoide que ha demostrado mejorar la sensibilidad a la insulina y ayudar a regular los niveles de glucosa en sangre. Por lo tanto, puede ser un ingrediente beneficioso para personas con resistencia a la insulina o diabetes tipo 2.

La naringenina puede influir en la manera en que el cuerpo metaboliza las grasas al mejorar la capacidad del cuerpo para utilizar los carbohidratos de forma más eficiente y reducir la acumulación de grasa. Además, es capaz de aumentar la tasa metabólica, ayudando a quemar más calorías durante el día.

El sabor ácido y refrescante del pomelo combina a la perfección con una gran variedad de frutas y verduras. Prueba a mezclarlo con naranja y jengibre para un jugo lleno de antioxidantes y un toque picante. Otra opción es combinarlo con zanahoria y manzana verde para obtener bebida dulce y nutritiva que apoya la salud digestiva y cardiovascular.

## Limón *(Citrus limon)* y lima *(Citrus aurantiifolia)*

A pesar de su sabor ácido, los limones y las limas tienen un efecto alcalinizante en el cuerpo una vez metabolizados. Esto significa que pueden ayudar a equilibrar los niveles de pH, promoviendo un entorno interno más alcalino. Un pH corporal equilibrado es crucial para la salud general, ya que un ambiente demasiado ácido puede favorecer el desarrollo de enfermedades y la inflamación crónica.

El proceso de alcalinización que te decía se debe a que los ácidos cítricos en estas frutas, al ser metabolizados, producen bicarbonato, un compuesto alcalino. Este ayuda a neutralizar la acidez en la sangre y otros fluidos corporales, lo que puede tener varios beneficios para la salud:

1. Mejora la salud digestiva: un pH equilibrado en el tracto digestivo mejora la digestión y la absorción de nutrientes, además, reduce la acidez estomacal y la indigestión.
2. Apoya la desintoxicación: un ambiente más alcalino ayuda al hígado y otros órganos desintoxicantes a funcionar de manera más eficiente, eliminando toxinas del cuerpo de forma efectiva.
3. Reduce la inflamación: un cuerpo menos ácido puede experimentar menos inflamación, lo que reduce el riesgo de enfermedades crónicas y alivia condiciones inflamatorias como la artritis.

# Otras frutas

## Kiwi *(Actinidia deliciosa)*

El kiwi, aunque a menudo se confunde con un cítrico debido a su sabor ácido, en realidad no lo es. Sin embargo, comparte algunas características nutricionales con estas frutas, especialmente en cuanto a su alto contenido en vitamina C. Aunque pueda sorprenderte, a pesar de su sabor ácido, una vez metabolizado ayuda a equilibrar los niveles de pH, promoviendo un entorno interno más alcalino beneficioso para reducir la inflamación, mejorar la salud ósea y apoyar la desintoxicación natural del cuerpo.

Una característica que distingue al kiwi es su alto contenido de actinidina, una enzima única que no se encuentra en muchas otras frutas. Esta es sobre todo eficaz para descomponer las proteínas, lo que no solo mejora la digestión, sino que también facilita la absorción de nutrientes.

El kiwi es una fruta muy versátil que combina bien con otras frutas, verduras y líquidos base como agua, agua de coco o leches vegetales. Su sabor refrescante y ligeramente ácido lo hace ideal para batidos verdes, jugos tropicales o incluso mezclas más cremosas. Al combinarlo con la piña, la manzana o el plátano, y con ingredientes como el pepino o el jengibre, se potencia aún más su efecto digestivo y su aporte nutricional.

## Piña tropical *(Ananas comosus)*

La piña está entre mis frutas favoritas porque no solo está deliciosa, sino que tiene muchísimas propiedades interesantes.

Una de las características más destacadas de esta fruta es su alto contenido de bromelina, una enzima proteolítica que ayuda a descomponer las proteínas y facilita la digestión. Esta enzima, exclusiva de la piña, también posee potentes propiedades antiinflamatorias, lo que la convierte en una excelente opción para reducir la hinchazón y acelerar la recuperación tras el ejercicio o lesiones. Además, actúa como un diurético natural, ayudando al cuerpo a eliminar el exceso de líquidos y toxinas.

Al ser rica en vitamina C, un consumo regular de jugo de piña puede ayudarte a mantener una piel radiante y a proteger tu cuerpo contra los efectos del envejecimiento.

Gracias a su alto contenido en agua, la piña es altamente hidratante y, por tanto, perfecta para mantener el cuerpo bien hidratado y revitalizado. Te recomiendo tenerla en tu nevera como un comodín, porque su dulzor natural y su perfil nutricional la convierten en un ingrediente muy versátil para tus jugos y batidos.

## Sandía *(Citrullus lanatus)* y melón *(Cucumis melo)*

El melón y la sandía son famosos por su altísimo contenido de agua, lo que las convierte, de hecho, en dos de las frutas más hidratantes que existen. Esta capacidad para hidratar el cuerpo se complementa con su contenido de electrolitos naturales como el potasio y el magnesio, ideal para reponer líquidos y minerales, especialmente después del ejercicio.

La sandía se distingue por contener citrulina, un aminoácido que ayuda a mejorar la circulación sanguínea y a reducir la fatiga muscular. También tiene un efecto positivo en la salud cardiovascular, ayudando a relajar los vasos sanguíneos y mejorar el flujo de la sangre.

Además, es una fruta rica en licopeno, un potente antioxidante que protege las células del daño oxidativo, reduce la inflamación y previene enfermedades crónicas, incluyendo las cardiovasculares. La vitamina A y vitamina C presentes en la sandía también contribuyen a tener una piel más radiante y una mejor defensa contra infecciones.

Prueba a mezclar sandía con menta y limón para una bebida ultrarrefrescante que también apoya la hidratación y la salud cardiovascular, o combínala con pepino y jengibre para un jugo desintoxicante y revitalizante. También puedes unir melón con pepino y menta para un jugo hidratante y desintoxicante, o melón con jengibre y limón para una bebida que apoye la digestión además de hidratrar en profundidad.

El melón es una fruta refrescante y altamente hidratante. Su sabor suave y dulce combina perfectamente con otras frutas y verduras, aportando un toque ligero a las mezclas. Contiene vitamina C, que refuerza el sistema inmunológico y favorece la producción de colágeno, así como betacaroteno, un antioxidante que promueve la salud de la piel y la visión.

Algo característico es que es una fruta rica en potasio, lo que ayuda a equilibrar los niveles de líquidos en el cuerpo

## Mango *(Mangifera indica)*

Con su sabor dulce y exótico, el mango es mucho más que una fruta deliciosa; constituye un verdadero tesoro nutricional. Lo que realmente distingue al mango es su alto contenido en mangiferina, un polifenol con potentes propiedades antioxidantes y antiinflamatorias que no se encuentra en muchas otras frutas. La mangiferina ha sido objeto de numerosos estudios por su capacidad para proteger las células del daño oxidativo y apoyar la salud cardiovascular. Posee propiedades antiinflamatorias que contribuyen a reducir la inflamación crónica de bajo grado, asociada con diversas enfermedades. Ha demostrado efectos antimicrobianos y antivirales.

Además, es una excelente fuente de vitamina A en forma de betacaroteno, fundamental para la salud ocular y una piel radiante. Su contenido en vitamina C refuerza el sistema inmunitario y promueve la producción de colágeno, esencial para mantener la piel firme y joven.

Pero las propiedades del mango no acaban aquí: sus enzimas digestivas, como la amilasa, facilitan la digestión y mejoran la absorción de nutrientes, lo que lo convierte en un gran aliado para el sistema digestivo. Puedes mezclarlo con frutas como piña o papaya, que también contienen enzimas digestivas, creando una mezcla poderosa para mejorar la absorción de nutrientes Para un toque refrescante, añádelo a un batido con coco o agua de coco, lo que, además de ser delicioso, optimiza la hidratación y las funciones digestivas. Otra excelente opción es incorporarlo en batidos verdes con espinaca o pepino, que combina bien con el mango y aportan fibra para una digestión aún más fluida.

## Peras *(Pyrus communis)*

La pera, con su textura jugosa y su sabor delicado, es una fruta que a menudo pasa desapercibida. Lo que la hace única es su alto contenido de fibra soluble, especialmente pectina, que no solo ayuda a regular la digestión y mantener un tracto digestivo saludable, sino que también contribuye a reducir los niveles de colesterol en sangre, promoviendo la salud cardiovascular.

Las peras son ricas en flavonoides, compuestos antioxidantes que ayudan a combatir el daño celular causado por los radicales libres y tienen propiedades antiinflamatorias. Estos flavonoides trabajan en sinergia con el cobre presente en las peras, un mineral que contribuye a la producción de colágeno y elastina, fundamentales para mantener la piel firme y flexible. Además, el cobre apoya la formación de glóbulos rojos.

## Melocotones *(Prunus persica)*

Uno de los aspectos más especiales de los melocotones es su contenido en compuestos fenólicos como los ácidos clorogénico y neoclorogénico. Estos ayudan a mantener la piel hidratada, suave y radiante. Además, se ha observado que los componentes presentes en los melocotones pueden reducir los síntomas de alergia al estabilizar las células inmunitarias y disminuir las reacciones inflamatorias.

Otra característica notable de los melocotones es su potencial para combatir células dañinas. Algunas investigaciones han sugerido que los compuestos fenólicos en los melocotones inducen la muerte de células no saludables, lo que subraya su papel en la protección contra enfermedades crónicas, incluido el cáncer.[26]

A la hora de combinarlos en batidos, puedes mezclarlos con fresas o arándanos, creando un batido rico en antioxidantes que potencia su efecto protector contra el daño celular. Para un toque refrescante, combina el melocotón con piña y jengibre, que no solo mejoran la digestión, sino que también complementan la acción antiinflamatoria de esta fruta Si prefieres algo más cremoso, un batido de melocotón con yogur natural y almendras es una excelente opción para aportar proteínas y grasas saludables que favorecen la absorción de los compuestos fenólicos.

## Granada *(Punica granatum)*

La granada, con su vibrante color rojo y sus semillas llenas de jugo, es una fruta que destaca por su sabor único y sus excepcionales beneficios.

Lo que hace verdaderamente especial a la granada es su altísimo contenido de punicalaginas, un tipo de polifenol que tiene propiedades antioxidantes mucho más potentes que las de la mayoría de las otras frutas. Este compuesto no solo protege las células del daño oxidativo, sino que también ha sido estudiado por su capacidad para reducir la inflamación en el cuerpo, un factor clave en la prevención de enfermedades crónicas.

El consumo regular de jugo de granada ha demostrado mejorar el flujo sanguíneo y reducir la presión arterial. No solo eso, la granada también tiene un efecto notable en la salud hormonal, especialmente

[26] Q. Jiang, J. Tang J, Y. Lu *et al:* «Los compuestos fenólicos de los duraznos inhiben el crecimiento de células cancerosas in vitro e in vivo», *Journal of Nutritional Biochemistry*, 47, 2017, pp. 100-108.

en mujeres, debido a la presencia de fitoestrógenos naturales que pueden ayudar a equilibrar las hormonas durante la menopausia.

Puedes estar seguro de que incorporar granada en tus jugos añade un sabor refrescante y ligeramente ácido, mientras te ofrece una serie de beneficios que van desde la protección del corazón hasta el apoyo hormonal.

## Manzanas verdes y rojas *(Malus domestica)*

Las manzanas, tanto verdes como rojas, son frutas icónicas que no solo aportan un sabor delicioso a tus jugos, además ofrecen beneficios únicos gracias a su contenido en compuestos bioactivos específicos.

### Manzanas verdes: el poder del ácido málico

Las manzanas verdes son particularmente ricas en ácido málico, un compuesto que les confiere su característico sabor ácido y refrescante. El ácido málico es conocido por su capacidad para mejorar la digestión al estimular la producción de saliva y enzimas digestivas, lo que facilita la descomposición de los alimentos y la absorción de nutrientes. Además, este ácido tiene propiedades que pueden ayudar a aliviar la fatiga muscular, ya que juega un papel importante en la producción de energía en las células. También se le atribuyen beneficios para la salud bucal, por su capacidad para limpiar los dientes y combatir el mal aliento. Incorporar manzanas verdes en tus jugos aporta un sabor refrescante, apoya la digestión y revitaliza el cuerpo, lo que las convierte en una elección ideal para quienes buscan un impulso natural de energía.

Es importante que sepas que el ácido málico presente en las manzanas verdes no solo contribuye a este sabor equilibrado, sino que también mejora la digestión de las otras frutas en el batido, ayudando al cuerpo a descomponer los alimentos más eficientemente y a absorber los nutrientes con mayor facilidad.

### Manzanas rojas: la fuerza de la quercetina

Por su parte, las manzanas rojas destacan por su alto contenido en quercetina, un flavonoide con potentes propiedades antioxidantes y antiinflamatorias especialmente eficaz en la protección del sistema cardiovascular. Esta ayuda a reducir la presión arterial, mejora la elasticidad de los vasos sanguíneos y combate la inflamación, protegiendo así el corazón y las arterias. Es una aliada en la lucha contra las enfermedades inflamatorias crónicas como la artritis.

La quercetina puede inhibir la liberación de histaminas, las moléculas responsables de los síntomas de las reacciones alérgicas como el picor, la hinchazón y el enrojecimiento.

Por último, la quercetina también ha demostrado tener propiedades inmunomoduladoras, lo que significa que equilibra la respuesta inmunitaria del cuerpo. Estudios recientes[27] han sugerido que la quercetina puede tener efectos antivirales, inhibiendo la replicación de ciertos virus, lo que la convierte en un compuesto de interés para apoyar la función inmunitaria y proteger contra infecciones víricas.

## Papaya *(Carica papaya)*

La papaya, con su vibrante color naranja y su sabor dulce y suave, se conoce como la «reina de la digestión» debido a su capacidad para mejorar y facilitar el proceso digestivo. Lo que hace que la papaya sea tan especial en este aspecto es su alto contenido de papaína, una enzima proteolítica que descompone las proteínas en péptidos y aminoácidos más fácilmente digeribles. Esta acción enzimática no solo ayuda a aliviar la indigestión y la sensación de pesadez después de las comidas, sino que también mejora la absorción de nutrientes y hace que tu sistema digestivo funcione de manera más eficiente.

La papaína en la papaya también tiene propiedades antiinflamatorias que pueden ser beneficiosas para personas con trastornos digestivos crónicos, como el síndrome del intestino irritable (SII) o la enfermedad inflamatoria intestinal (EII). Al reducir la inflamación en el tracto gastrointestinal, la papaya calma el estómago y mantiene un sistema digestivo saludable.

[27] J. Li, Z. Yang, X. Zhang *et al.* : «Inhibición de la replicación del virus de la influenza por quercetina», *Antiviral Research*, 177, 2020, p. 104717.

Pero los beneficios de la papaya van más allá. Esta fruta también es rica en fibra que promueve la regularidad intestinal y ayuda a prevenir el estreñimiento. Además, es una excelente fuente de vitamina C y también contiene betacaroteno, que se convierte en vitamina A en el cuerpo, apoyando la salud ocular y la integridad de la piel.

Sus notas dulces y suaves hacen que se mezcle perfectamente con frutas tropicales como piña y mango, pero también puede combinarse con opciones más cítricas como limón o naranja para un toque refrescante. Para un batido verde, la papaya se complementa muy bien con espinaca o pepino, y su textura cremosa hace que sea ideal para combinar con ingredientes más densos como plátano o aguacate

## Aguacate *(Persea americana)*

Vamos con una verdadera joya verde que se ha ganado su lugar como uno de los superalimentos más populares, y no es para menos. Es mucho más que un delicioso ingrediente para tus batidos, resulta un verdadero superalimento cargado de beneficios para la salud. Su textura cremosa y sabor suave hacen de él el complemento perfecto para cualquier batido, pero lo que realmente lo distingue son sus impresionantes propiedades nutricionales y antiinflamatorias.

El aguacate es una fuente excepcional de grasas saludables, sobre todo de ácidos grasos monoinsaturados como el ácido oleico, que también se encuentra en el aceite de oliva. Estas grasas no solo son excelentes para la salud del corazón y ayudan a reducir el colesterol malo (LDL, por sus siglas en inglés) y a aumentar el bueno (HDL, por sus siglas en inglés), sino que también tienen potentes propiedades antiinflamatorias. El ácido oleico ha demostrado ser eficaz en la reducción de la inflamación del cuerpo, lo cual es fundamental para prevenir enfermedades crónicas como las cardiacas, la diabetes tipo 2 y ciertos tipos de cáncer.

Este superalimento también es rico en fitosteroles, como el beta-sitosterol, que ayudan a reducir la inflamación, especialmente en las articulaciones, siendo beneficioso para quienes padecen artritis u otras condiciones inflamatorias. Además, está cargado de carotenoides como la luteína y la zeaxantina, que protegen la salud ocular y actúan como antioxidantes potentes, combatiendo el estrés oxidativo y reduciendo la inflamación a nivel celular.

¿Sabías que el aguacate también es una excelente fuente de fibra? Pues sí, y esto te ayuda a sentirte satisfecho por más tiempo y a mantener un sistema digestivo en buen estado. La vitamina E que contiene es un potente antioxidante que protege tus células, mientras que la vitamina K es crucial para la salud ósea y la coagulación sanguínea. Además, es rico en potasio, un mineral esencial que ayuda a regular la presión arterial y a mantener tus músculos y nervios funcionando correctamente.

Por último, gracias a su bajo índice glucémico, el aguacate es ideal equilibrar tus niveles de azúcar en sangre. En resumen, es un excelente aliado para mantener tu energía estable durante todo el día.

## Frutos rojos: moras *(Rubus fruticosus)*, arándanos *(Vaccinium corymbosum)* y frambuesas *(Rubus idaeus)*

Te presento lo que yo considero un tesoro de antioxidantes y polifenoles.

Los frutos rojos, como los arándanos, las frambuesas y las moras, son mucho más que un grupo de frutas coloridas y deliciosas. Estas pequeñas maravillas naturales están repletas de potentes antioxidantes, polifenoles y otros nutrientes esenciales que ofrecen una amplia gama de beneficios.

Lo que los distingue es su alto contenido en antocianinas y polifenoles. Las antocianinas, responsables de los tonos rojos y azules intensos, no solo combaten los radicales libres que pueden causar daño celular, sino que también tienen un fuerte efecto antiinflamatorio. Los polifenoles, presentes en abundancia en estos frutos, juegan un papel crucial en la protección de la salud cardiovascular, ayudando a reducir la presión arterial y mejorar la circulación.

Entre sus compuestos más notables se encuentran los estilbenoides, que tienen propiedades quimioprotectoras. Estos compuestos naturales han demostrado en estudios de laboratorio[28] la capacidad de inhibir la proliferación de células cancerosas y promover la apoptosis, o muerte programada, de estas células malignas.

Otras investigaciones sugieren que el consumo regular de moras puede tener beneficios cognitivos, mejorando la memoria y la función cerebral. Y a pesar de su dulzura, las moras tienen un contenido de azúcar sorprendentemente bajo.

El jugo de arándano es también una excelente fuente de fitonutrientes que aportan beneficios clave para el sistema cardiovascular. El consumo regular de arándanos puede ayudar a mejorar el perfil lipídico, elevando los niveles de colesterol HDL (el «bueno») y disminuyendo los triglicéridos, al tiempo que limita la oxidación del colesterol LDL (el «malo»). Además, el jugo de arándano tiene el potencial de estabilizar los niveles de glucosa en sangre, favoreciendo una mejor respuesta a la insulina y reduciendo la acumulación de grasa, lo que lo convierte en una excelente opción para quienes desean controlar su peso y prevenir la diabetes.

Los arándanos también son conocidos por su capacidad para mantener la salud del tracto urinario. Sus compuestos bioactivos dificultan que las bacterias se adhieran a las paredes de la vejiga, lo que previene infecciones urinarias.

Por último, los arándanos son aliados durante la menopausia por su capacidad para apoyar la salud cardiovascular, ya que los cambios hormonales que se experimentan durante ella, especialmente la disminución de los niveles de estrógenos, pueden aumentar el riesgo de enfermedades del corazón.

[28] N. P. Seeram, L. S. Adams, S. M. Henning *et al.*: «Blackberry, blueberry, and strawberry consumption and cancer prevention: A review of the evidence», *Cancer Letters*, 227(2), 2006, pp. 263-270.
P. C. Bickford, T. Gould, M. Gross *et al.*: «Blueberry supplementation enhances signaling and prevents behavioral deficits in an Alzheimer disease model», *Nutritional Neuroscience*, 17(5), 2014, pp. 189-197.

# Superalimentos

Lo sé, esto no es nada nuevo, todo el mundo habla de los superalimetos, y parece que yo también voy a hacerlo... ¿Alguna vez te has preguntado qué es lo que hace que ciertos alimentos sean tan «súper»?

Pues bien, no es una capa de superhéroe (aunque deberían tenerla), sino su altísimo contenido en vitaminas, minerales, antioxidantes y otros nutrientes esenciales que benefician tu cuerpo de pies a cabeza. Estos alimentos no solo nutren, sino que también protegen, reparan y revitalizan cada célula de tu cuerpo, ayudándote a combatir enfermedades y mantener altos niveles de energía.

A medida que los superalimentos han ganado popularidad por sus potentes propiedades nutricionales, también ha crecido la variedad de lugares donde puedes encontrarlos. Saber dónde adquirir ingredientes de alta calidad es fundamental para aprovechar al máximo sus beneficios, ya que la procedencia y el tipo de establecimiento influyen directamente en su pureza, frescura y efectividad.

No te preocupes, te voy a dar opciones de distintos tipos de establecimientos y toda la información necesaria para integrar estos alimentos en tu día a día de la forma más accesible, práctica y según tus necesidades y la disponibilidad de estos en la zona en la que resides:

- Tiendas naturistas y herbolarios: estos lugares suelen tener una amplia variedad de superalimentos en polvo, semillas y suplementos. Es ideal para conseguir productos como la maca, la espirulina, la chía, la cúrcuma y otros adaptógenos.
- Tiendas de productos orgánicos y ecológicos: en estos comercios, los superalimentos suelen ser de origen orgánico, es decir, libres de pesticidas y químicos. Aquí encontrarás opciones como cacao puro, açai, moringa y goji, entre otros.
- Supermercados con sección saludable: algunos supermercados ahora cuentan con secciones dedicadas a productos naturales y saludables, donde se pueden encontrar superalimentos más comunes como la quinoa, las semillas de chía y los frutos secos.

- Tiendas online especializadas: estas ofrecen una amplia variedad y son prácticas para quienes buscan superalimentos específicos o difíciles de encontrar en tienda física.

Ahora que hemos revisado algunas de las opciones que pueden serte útiles para encontrar estos superalimentos, veamos cuáles son los más populares y los que mayores beneficios pueden aportar a tus batidos y jugos.

## Semillas de chía *(Salvia hispanica)*

Las semillas de chía son como pequeñas bombas de nutrición. Aunque diminutas, están cargadas de ácidos grasos omega-3, fibra y proteínas, lo que las convierte en un superalimento esencial para cualquier dieta. Los ácidos grasos omega-3 que contienen son cruciales para mantener la salud cardiovascular, reduciendo la inflamación y protegiendo el corazón. La fibra en las semillas de chía no solo ayuda a la digestión, sino que también crea una sensación de saciedad que controla el apetito y favorece tener un peso saludable. Además, cuando se mezclan con líquidos, las semillas de chía forman un gel natural que es excelente para mejorar la textura de tus batidos. Así que, si buscas un superalimento que sea fácil de usar y que te proporcione un montón de beneficios, simplemente añade una cucharada de semillas de chía a tus jugos o batidos.

## Semillas de lino *(linaza) (Linum usitatissimum)*

También son conocidas como linaza, y se trata de otro superalimento lleno de omega-3 y fibra, pero lo que realmente las hace especiales es su capacidad para apoyar la salud digestiva y equilibrar las hormonas. Los ácidos grasos omega-3 en las semillas de lino son esenciales para reducir la inflamación y proteger el corazón, mientras que la fibra ayuda a mantener tu sistema digestivo funcionando de manera eficiente. Además, la linaza contiene lignanos, compuestos que equilibran los niveles hormonales, especialmente en mujeres. Para aprovechar al máximo sus beneficios es mejor triturar las semillas de lino antes de añadirlas a tus batidos, ya que esto facilita la absorción de todos sus nutrientes.

## Extracto de té verde matcha

El té verde matcha es el expreso de los tés verdes: concentrado y lleno de energía. Es mucho más que un simple polvo de té; consituye un verdadero elixir de salud y bienestar. Originario de Japón, este té ha sido utilizado durante siglos en ceremonias tradicionales, pero hoy en día es reconocido globalmente por sus potentes propiedades beneficiosas. A diferencia del té verde común, el matcha se elabora a partir de hojas de té enteras molidas en un polvo muy fino, lo que significa que al consumirlo ingieres toda la hoja y aprovechas al máximo todos sus nutrientes.

Si hay algo significativo del matcha es que es especialmente rico en catequinas, un tipo de antioxidante que pertenece a la familia de los polifenoles. Dentro de las catequinas, destaca la epigalocatequina galato (EGCG), un compuesto que ha sido objeto de numerosos estudios por sus impresionantes propiedades antioxidantes. La EGCG es conocida por su capacidad para combatir los radicales libres, reducir la inflamación y proteger las células del daño que puede conducir a enfermedades crónicas como el cáncer y otras afecciones cardiacas. De hecho, se estima que una sola taza de matcha puede contener hasta 137 veces más EGCG que una de té verde convencional.

Otra característica única del matcha es su alto contenido en L-teanina, un aminoácido que promueve un estado de calma y relajación sin causar somnolencia. La L-teanina también tiene la capacidad de mejorar la concentración y el enfoque mental, lo que convierte a este té en una bebida ideal para momentos en los que necesitas estar alerta pero tranquilo. Este aminoácido modula los efectos de la cafeína presente en el té, proporcionando una energía sostenida y equilibrada, sin los típicos picos y caídas asociados con el café.

Además, me gustaría señalar que el matcha no solo es un poderoso antioxidante, como hemos visto, sino que también es un aliado eficaz en la pérdida de peso y la mejora del metabolismo. La combinación de catequinas y cafeína ha demostrado aumentar la termogénesis (la producción de calor en el cuerpo), lo que facilita la quema de calorías incluso en reposo. A esto se suma que el matcha puede mejorar la oxidación de las grasas durante el ejercicio, así que es un complemento perfecto para un régimen de entrenamiento o una dieta orientada a la pérdida de peso.

Y ahora te voy a contar cuál es la razón de ese color verde vibrante del matcha. Se debe a su alto contenido de clorofila, un pigmento que también es un potente desintoxicante natural. La clorofila ayuda a eliminar toxinas del cuerpo, mejorar la función hepática y promover la salud digestiva. Además, el matcha es rico en vitaminas A, C y E, así como en minerales como el potasio y el calcio, lo que lo convierte en un tónico general para el bienestar y la salud a largo plazo. Así que, como recomendación, y una vez que ya sabes todas las propiedades, te aconsejo que te hagas con un matcha de calidad para que puedas empezar a utilizarlo en tus bebidas terapéuticas.

## Maca *(Lepidium meyenii)*

La maca es una raíz peruana que se ha ganado el apodo de «ginseng peruano» por una buena razón: es una planta andina que ha sido cultivada y utilizada durante miles de años por sus propiedades nutricionales y medicinales. Lo que la hace hace especialmente interesante es que viene en diferentes variedades, cada una con su propio color y conjunto específico de beneficios. Las tres variedades principales son la maca amarilla, la roja y la negra, y cada una tiene indicaciones particulares según las necesidades de salud de la persona.

### Maca amarilla

Es la variedad más común y ampliamente disponible. Representa casi el 60-70 por ciento de la cosecha de maca y es conocida por su perfil equilibrado de nutrientes y efectos.

La maca amarilla se considera un adaptógeno general, lo que significa que ayuda al cuerpo a adaptarse al estrés y a mantener el equilibrio hormonal. Es una excelente opción para quienes buscan una mejora general del bienestar, la energía y la vitalidad. Es muy útil para las mujeres en la perimenopausia y la menopausia, ya que puede ayudar a regular las hormonas y reducir los síntomas asociados como los sofocos y los cambios de humor.

Indicaciones: mejora del equilibrio hormonal, aumento de la energía y la resistencia, apoyo a la salud mental y emocional, y mejora general del bienestar.

## Maca roja

Aunque es menos común que la amarilla, ha ganado popularidad debido a sus propiedades únicas. Es la más dulce de las tres variedades y tiene un color rosado o rojo.

La maca roja es particularmente conocida por su capacidad para apoyar la salud de la próstata en los hombres. Diversos estudios[29] han mostrado que esta variedad puede reducir de forma significativa el tamaño de la próstata, lo que la convierte una opción ideal para hombres mayores que buscan mantener su salud prostática. Además, la maca roja también es eficaz para mejorar la densidad ósea y, por tanto, una alternativa excelente para mujeres posmenopáusicas que desean prevenir la osteoporosis.

Indicaciones: apoyo a la salud prostática, mejora de la densidad ósea, regulación hormonal en mujeres y propiedades antioxidantes.

## Maca negra

Esta es la más rara de las tres, pero también la más potente por sus efectos. Tiene un sabor más fuerte y terroso en comparación con la maca amarilla y roja.

---

[29] R. González-Pérez, S. Dávila, L. Ruiz *et al.*: «Efecto de la maca sobre la hiperplasia prostática benigna en modelos animales», Urol Perú, 77(1), 2011, A. pp. 34-38.
A. Córdova, F. Quiñones, D. Díaz *et al.*: «Efectos de la maca roja en la prevención de la osteoporosis en ratas postmenopáusicas», *Revista Peruana de Ginecología y Obstetricia*, 59(2), 2013, pp. 107-113.
T. Gonzalez, S. Rivera, S. Martínez *et al.*: «Efectos de la maca en la salud ósea y metabólica: un estudio de intervención en animales», *Journal of Ethnopharmacology*, 174, 2015, pp. 145-152.

La maca negra es conocida como un potente energizante natural y es la mejor opción para mejorar la resistencia física y mental, la memoria y la concentración. También se ha demostrado que la maca negra optimiza la producción de esperma y la libido tanto en hombres como en mujeres, lo que hacen de ella una excelente opción para quienes buscan un impulso en su vida sexual o apoyo en la fertilidad. Además, se ha observado que la maca negra es efectiva para mejorar el rendimiento deportivo, lo que la convierte en la favorita de los atletas.

Indicaciones: mejora de la energía y la resistencia, apoyo a la memoria y la concentración, aumento de la libido y la fertilidad y mejora del rendimiento deportivo.

## Ashwagandha *(Withania somnifera)*

La ashwagandha es un adaptógeno fundamental en la medicina ayurvédica, conocida por su capacidad para reducir el estrés y la ansiedad, mejorar la función cognitiva y apoyar la salud hormonal. Sus compuestos bioactivos clave, llamados withanólidos, son responsables de sus efectos antiinflamatorios y antioxidantes. Este adaptógeno ayuda a regular los niveles de cortisol, la hormona del estrés, promoviendo un estado de calma y equilibrio en el cuerpo. Además, se ha demostrado que mejora la concentración, la memoria y la resistencia física, lo que la convierte en una excelente opción para quienes buscan un apoyo integral para el bienestar mental y físico.

## Reishi *(Ganoderma lucidum)*

El reishi, conocido como el «hongo de la inmortalidad», es uno de los adaptógenos más apreciados en la medicina tradicional china. Este hongo es famoso por su capacidad para fortalecer el sistema inmunitario, mejorar la calidad del sueño y reducir el estrés, una tríada mágica. Los triterpenos y polisacáridos que contiene el reishi son compuestos bioactivos que tienen efectos inmunomoduladores y calmantes, los cuales no solo ayudan a regular la respuesta inmunitaria, sino que también combaten el estrés oxidativo y promueven un sueño reparador. El reishi es ideal para mejorar el bienestar general y fortalecer el cuerpo de manera natural.

## Espirulina

Hay muchas personas que piensan erróneamente que la espirulina es un alga, pero en realidad pertenece al género de las cianobacterias. Está repleta de proteínas de alta calidad, de hecho, es una de las fuentes más ricas en proteínas del mundo vegetal, con un contenido de hasta un 60-70 por ciento. Pero la espirulina no solo es un excelente complemento proteico para veganos y vegetarianos, también está cargada de vitaminas y minerales esenciales, como la vitamina B12, crucial para la función cerebral y la producción de energía e hierro, que participan en la formación de glóbulos rojos y el transporte de oxígeno en el cuerpo.

Uno de los componentes más poderosos de la espirulina es la ficocianina, un pigmento que le da su distintivo color azul verdoso y que posee potentes propiedades antioxidantes y antiinflamatorias. La ficocianina ayuda a proteger las células del daño oxidativo y combate la inflamación, por lo que previene enfermedades crónicas. Además, es una fuente rica en clorofila, que, como ya vimos, es excelente para la desintoxicación y la oxigenación celular. La espirulina también apoya el sistema inmunitario gracias a su alto contenido en antioxidantes y a su capacidad para estimular la producción de anticuerpos y otras células que defienden al cuerpo contra las infecciones.

Se ha ganado el título de superalimento del futuro gracias a su perfil nutricional excepcional y su capacidad para adaptarse a las necesidades alimentarias globales. Con un alto contenido de proteínas, vitaminas, minerales y antioxidantes, la espirulina ofrece un apoyo integral para la salud humana. Además, su producción es sostenible y tiene un bajo impacto ambiental. Este poder nutricional combinado con su bajo costo y accesibilidad hace que la espirulina sea una de las opciones más prometedoras.

## Clorela

¡Ahora sí! La clorela sí es un alga, un alga verde unicelular, que ha ganado popularidad por su capacidad para desintoxicar el cuerpo y mejorar la salud en general. Comparte muchas similitudes con la espirulina, pero tiene características únicas que la convierten en un poderoso aliado para la salud. Podríamos bautizarla como la maestra détox de la naturaleza. Al igual que la espirulina, la clorela es increíblemente rica en proteínas, vitaminas y minerales, pero lo que la distingue es su capacidad para desintoxicar el cuerpo de metales pesados y otras toxinas. Esto se debe a su alto contenido de clorofila y a su estructura celular, que le permite unirse a los metales pesados como el mercurio, el plomo y el cadmio y eliminarlos del cuerpo de manera eficiente.

Además de su poder desintoxicante, la clorela es rica en ácidos grasos omega-3, cruciales para la salud del corazón y el cerebro. También contiene una variedad de antioxidantes, como la luteína y la zeaxantina, que protegen la salud ocular y reducen el riesgo de degeneración macular. También es conocida por su capacidad para mejorar la función inmunitaria, gracias a su contenido en beta-glucanos, que estimulan la producción de células inmunitarias y mejoran la respuesta del cuerpo ante infecciones.

Otra propiedad interesante de la clorela es su habilidad para promover la reparación y regeneración celular, lo que la convierte en un excelente complemento para quienes buscan apoyar la recuperación después del ejercicio o cualquier tipo de estrés físico. Al igual que con la espirulina, puedes añadir clorela en polvo a tus batidos o jugos, lo que les dará un potente impulso desintoxicante y rejuvenecedor.

## Rodiola *(Rhodiola rosea)*

Cuando hablamos de la rodiola, nos referimos a un adaptógeno que crece en las regiones frías de Europa y Asia, y que es conocido por su capacidad para reducir la fatiga, mejorar la resistencia física y mental y combatir el estrés.

Ha ganado popularidad por su uso para combatir la depresión y mejorar el estado de ánimo, y esto se debe a varias razones basadas en su composición y efectos biológicos. Uno de los principales mecanismos por los cuales la rodiola puede ayudar a combatir la depresión es su capacidad para influir en los niveles de neurotransmisores clave en el cerebro, como la serotonina, la dopamina y la noradrenalina. Estos neurotransmisores están directamente relacionados con la regulación del estado de ánimo, la motivación y la respuesta al estrés. La rodiola contiene compuestos bioactivos, como las rosavinas y los salidrósidos, que han demostrado aumentar la disponibilidad de estos neurotransmisores en el cerebro. Al mejorar el equilibrio de estos químicos cerebrales, este superalimento puede contribuir a la reducción de los síntomas de depresión y ansiedad.

La depresión a menudo está relacionada con niveles crónicamente elevados de cortisol, la hormona del estrés. La rodiola reduce los niveles de cortisol, lo que ayuda a aliviar los síntomas de la depresión inducida por el estrés.

La rodiola no solo actúa a nivel bioquímico, sino que también tiene un efecto notable en la mejora de la energía física y mental. La fatiga y la falta de energía son síntomas centrales de la depresión, y la rodiola ha sido reconocida por su capacidad para combatir la fatiga y aumentar la resistencia. Esto puede ayudar a romper el ciclo de inactividad y baja motivación que a menudo acompaña a la depresión, permitiendo a las personas sentirse más capaces y motivadas para participar en actividades que pueden mejorar su estado de ánimo.

También tiene propiedades neuroprotectoras y combate el estrés oxidativo en el cerebro, un factor que contribuye al deterioro neuronal y a la inflamación cerebral, ambos relacionados con la depresión. Al proteger las células cerebrales y reducir la inflamación, previene o mitiga los daños que contribuyen al desarrollo de la depresión.

Numerosos estudios clínicos han respaldado el uso de rodiola para la depresión leve a moderada. En estos estudios, se ha observado que mejora los síntomas depresivos y tiene menos efectos secundarios en comparación con los antidepresivos convencionales, lo que la convierte en una opción atractiva para personas que buscan enfoques más naturales para el manejo de la depresión.

## Cacao (*Theobroma cacao*)

Es mucho más que un simple ingrediente para los postres; es un auténtico superalimento cargado de beneficios para el bienestar mental y emocional. Lo que hace al cacao tan especial es su capacidad para mejorar el estado de ánimo gracias a una mezcla única de compuestos bioactivos. Uno de ellos es la teobromina, un primo suave de la cafeína, que no solo te da un empujón de energía sin los altibajos del café, sino que también mejora el flujo sanguíneo al cerebro, lo que te ayuda a pensar con más claridad y a mantenerte enfocado

Además, el cacao es una fuente natural de feniletilamina (PEA, por sus siglas en inglés), el mismo químico que el cerebro libera cuando estás enamorado. No es de extrañar que el chocolate nos haga sentir tan bien; la PEA estimula la liberación de dopamina y endorfinas, esos «químicos de la felicidad» que elevan tu ánimo y reducen el estrés. Pero la magia del cacao no se detiene ahí. También contiene anandamida, apodada la «molécula de la dicha», que activa los mismos receptores en el cerebro que los cannabinoides naturales del cuerpo, promoviendo una sensación de felicidad y relajación que puede ser especialmente útil si estás lidiando con ansiedad o depresión.

Por si fuera poco, está repleto de flavonoides, que son unos potentes antioxidantes que protegen tus células del daño, y también mejoran la salud cardiovascular al mantener tus vasos sanguíneos en plena forma. Esto es crucial, ya que un buen flujo sanguíneo al cerebro puede mejorar la función cognitiva y proteger contra el deterioro mental. Y no olvidemos el magnesio, un mineral antiestrés que el cacao aporta en grandes cantidades y que ayuda a calmar el sistema nervioso ymejorar la calidad del sueño, lo que, como efecto secundario, tiene un impacto positivo en tu estado de ánimo.

Por último, el cacao también fomenta la producción de serotonina, el neurotransmisor que mantiene a raya la depresión y regula el apetito y el sueño. En resumen, cada vez que disfrutas de un poco de cacao puro o chocolate negro, no solo estás deleitando tu paladar, sino que también estás nutriendo tu mente y cuerpo con una dosis de bienestar.

Un apunte: para aprovechar al máximo los beneficios del cacao, se recomienda consumir cacao puro o chocolate con un alto porcentaje de cacao (al menos de un 70 por ciento) y sin azúcares añadidos.

## Camu-camu *(Myrciaria dubia)*

Es un pequeño fruto originario de la Amazonía peruana que ha ganado fama mundial gracias a su impresionante perfil nutricional, especialmente por su altísimo contenido en vitamina C. De hecho, el camu-camu es una de las fuentes naturales más ricas en vitamina C que existen, con niveles que superan hasta sesenta veces los de una naranja. Esto lo convierte en un potente antioxidante, ideal para fortalecer el sistema inmunitario, combatir el daño oxidativo y apoya la salud general.

Pero el camu-camu no es solo vitamina C, también está repleto de otros fitonutrientes como los flavonoides y antocianinas, que potencian sus propiedades antioxidantes. Estos compuestos, además de proteger las células del cuerpo contra el daño causado por los radicales libres, tienen efectos antiinflamatorios. Esto es particularmente beneficioso para la prevención de enfermedades crónicas, incluyendo problemas cardiovasculares.

Además de su capacidad antioxidante, es conocido por sus efectos antivíricos y antibacterianos. Su alto contenido en vitamina C y otros compuestos bioactivos ayudan a fortalecer las defensas del cuerpo, haciéndolo más resistente a infecciones comunes como el resfriado y la gripe. También se ha sugerido que el camu-camu puede tener un efecto positivo en el estado de ánimo y la salud mental gracias a su capacidad para reducir el cortisol, la hormona del estrés, y promover una sensación de bienestar.

## Aloe vera *(Aloe barbadensis Mill.)*

El aloe vera es una planta suculenta ampliamente reconocida por sus propiedades curativas y desintoxicantes. El gel extraído de sus hojas es rico en vitaminas (A, C, E y algunas del grupo B), minerales (como calcio, magnesio y zinc), aminoácidos y enzimas, lo que lo convierte en un ingrediente altamente nutritivo y multifuncional.

El aloe vera es especialmente conocido por sus propiedades antiinflamatorias e hidratantes, que lo hacen ideal para promover la salud digestiva al calmar y restaurar el tracto gastrointestinal. Además, el aloe vera es un potente detoxificante, ayudando a limpiar el sistema y a mejorar la circulación. Favorece la digestión, repara las mucosas, es ideal para problemas como la gastritis o el reflujo gastroesofágico

Cuando se usa en batidos o jugos, el aloe vera es un ingrediente refrescante que puede ayudar a la hidratación celular, promoviendo una piel y mucosas saludables y un sistema digestivo equilibrado.

# Líquidos base

La elección del líquido base es fundamental para personalizar y potenciar los beneficios de tus jugos y batidos. No solo aporta textura y consistencia, también influye en el perfil nutricional y en el sabor final de cada preparación. Dependiendo de tus objetivos y preferencias, puedes optar por líquidos hidratantes, nutritivos o con propiedades específicas que complementen los ingredientes de frutas y verduras.

En esta sección, exploraremos las opciones más recomendadas, desde agua purificada y agua de coco hasta leches vegetales, entre otras alternativas. Cada tipo de líquido base tiene características propias que pueden enriquecer tus bebidas, brindándote una experiencia completa y beneficios adicionales.

## Agua de coco (sin azúcares añadidos)

El agua de coco es una bebida que la naturaleza parece haber preparado directamente para tu consumo. Con su sabor suave y refrescante, no solo es baja en carbohidratos, sino que también está repleta de electrolitos como el potasio, el magnesio y el sodio, así que constituye una opción perfecta para mantenerte hidratado y reponer los minerales que pierdes durante el día, especialmente si haces ejercicio. Además, añade un toque tropical a tus batidos que te transportará a una playa paradisiaca en cada sorbo.

## Agua filtrada

El agua filtrada es la opción más simple y pura para diluir tus jugos y batidos. No añade calorías ni carbohidratos, pero ayuda a realzar el sabor de los ingredientes que eliges. Si buscas mantener un perfil bajo en calorías y dejar que los sabores de tus frutas y verduras brillen por sí solos, el agua filtrada es tu mejor aliada.

## Leche de almendras (sin endulzar)

Si quieres una textura cremosa en tus batidos sin recurrir a los lácteos, la leche de almendras es una opción fantástica. Baja en carbohidratos y rica en vitamina E, esta leche vegetal es una excelente manera de añadir suavidad y un toque de sabor a nuez a tus recetas. Además, es muy versátil y se mezcla bien con prácticamente cualquier combinación de ingredientes, desde frutas hasta cacao.

Existen otras leches vegetales como la de avena o de soja, que también son opciones populares para lograr una textura suave y un sabor agradable en los batidos. Sin embargo, la leche de almendras destaca nutricionalmente como una opción superior, gracias a su bajo contenido en carbohidratos y su riqueza en vitamina E, lo que la convierte en una alternativa ideal para añadir suavidad y beneficios adicionales a tus recetas.

## Leche de coco (sin endulzar)

Para un batido con un toque exótico, la leche de coco es inigualable. Rica en grasas saludables como los triglicéridos de cadena media (MCT), que tu cuerpo utiliza rápidamente como fuente de energía, esta leche no solo es deliciosa, sino también beneficiosa para tu metabolismo. Además, es baja en carbohidratos, perfecta para añadir una textura cremosa sin agregar azúcar.

## Agua de mar isotónica

Esta puede ser una adición inesperada, pero el agua de mar isotónica es una fuente increíble de minerales esenciales en su forma más biodisponible. Contiene hasta noventa y dos minerales y oligoelementos que ayudan a equilibrar los electrolitos, remineralizar el cuerpo y apoyar la desintoxicación. Solo necesitas agregar unas pocas gotas a tus jugos, ¡la dosis perfecta de salud marina!

## Yogur, kéfir de leche o kéfir de agua

El yogur y el kéfir son excelentes adiciones a jugos y batidos terapéuticos debido a su perfil nutricional y también por sus propiedades probióticas. El yogur natural (es importante que no contenga azúcares añadidos) es una rica fuente de bacterias beneficiosas como los *Lactobacillus* y los *Bifidobacterium*, que apoyan la salud intestinal y mejoran la digestión. Además, su textura cremosa puede dar una consistencia más espesa y agradable a los batidos, complementando bien tanto ingredientes dulces como frutas o incluso vegetales de hoja verde.

Por otro lado, el kéfir se distingue como otra opción altamente beneficiosa. Existen dos tipos: de agua y de leche. El kéfir de agua es una excelente opción si se busca una versión no láctea, ya que proporciona una buena cantidad de probióticos sin el contenido graso o proteico del kéfir de leche. Sin embargo, este útlimo aporta una mayor diversidad de bacterias y levaduras beneficiosas, además de contener calcio, proteínas y vitaminas esenciales como la B12. Ambos tipos de kéfir tienen un sabor ligeramente ácido que puede equilibrar el dulzor de los batidos y, al ser líquidos, se mezclan con facilidad sin alterar la consistencia.

# Endulzantes

Cuando pensamos en un buen jugo o batido, muchas veces buscamos ese toque dulce que lo haga más agradable al paladar. Sin embargo, cuando hablamos de salud, especialmente en términos de equilibrio metabólico y hormonal, el azúcar suele ser un obstáculo en nuestro camino hacia el bienestar. Los picos de glucosa en sangre no solo aumentan el riesgo de resistencia a la insulina y problemas como la diabetes, sino que también generan desequilibrios hormonales que pueden afectar a nuestra energía, apetito y, a largo plazo, a nuestro metabolismo.

Desde una perspectiva funcional y hormonal, mantener niveles de glucosa estables es esencial para la prevención de enfermedades crónicas y para optimizar nuestro bienestar, reducir la inflamación, mejorar la sensibilidad a la insulina y equilibrar las hormonas, lo que facilitará procesos como la pérdida de peso, el control del apetito y la mejora de la energía sostenida a lo largo del día.

Por eso, aunque lo ideal es limitar al máximo los endulzantes, entendemos que muchas veces es necesario buscar alternativas para quienes desean disfrutar de un toque de dulzura sin comprometer su salud metabólica. Aquí es donde entran en juego los endulzantes naturales que no elevan los niveles de glucosa en sangre. Estos endulzantes permiten disfrutar de esa dulzura deseada en batidos y jugos sin desencadenar picos de insulina o contribuir al desajuste hormonal. La clave está en optar por aquellos que sean bajos o nulos en calorías y que mantengan estables nuestros niveles de glucosa.

## Alternativas naturales y saludables

### Stevia *(Stevia rebaudiana)*

Durante siglos se ha utilizado en algunas culturas y hoy es una de las mejores opciones para quienes buscan un endulzante sin calorías.

- Beneficios: no influye en los niveles de glucosa en sangre, por lo que es ideal para personas con diabetes y para evitar picos de azúcar. Además, contiene antioxidantes y propiedades antiinflamatorias.
- Uso en jugos y batidos: debido a su poder endulzante, se necesita muy poca cantidad. Puedes añadirla en forma líquida o en polvo a tus batidos, sin que altere el sabor original, y disfrutar de una dulzura natural sin calorías.

## Eritritol

El eritritol es un alcohol de azúcar que se encuentra de manera natural en algunas frutas como las peras y el melón. Se procesa para crear un endulzante bajo en calorías que no provoca picos de glucosa ni insulina.

- Beneficios: no tiene efectos sobre la glucosa ni la insulina, lo que lo hace seguro para personas con diabetes y aquellas que siguen dietas bajas en carbohidratos o cetogénicas. Además, no causa caries dentales.
- Uso en jugos y batidos: el eritritol tiene un sabor suave y se disuelve bien en líquidos. Puedes añadirlo a tus batidos o jugos sin alterar demasiado su consistencia, ofreciendo una dulzura ligera y sin calorías.

## Fruta del monje o *monk fruit*

La fruta del monje es un pequeño fruto originario del sur de China. Su extracto se utiliza como endulzante natural porque contiene mogrósidos, compuestos responsables de su dulzura.

- Beneficios: tiene un índice glucémico de cero, lo que significa que no afecta a los niveles de azúcar en sangre ni a la insulina. También contiene antioxidantes que pueden combatir el daño celular y reducir la inflamación.
- Uso en jugos y batidos: la fruta del monje es extremadamente dulce (hasta doscientas veces más que el azúcar), por lo que se necesita muuuy poco. Es perfecta para endulzar batidos frutales y vegetales sin añadir calorías ni provocar cambios en la glucosa.

## Fibra de raíz de achicoria *(inulina)*

También es conocida como inulina, y se trata de una fibra soluble que actúa como un prebiótico y que también tiene un suave sabor dulce.

- Beneficios: además de endulzar, la inulina apoya la salud digestiva al nutrir las bacterias beneficiosas del intestino. Tiene un índice glucémico extremadamente bajo y no eleva el azúcar en sangre. Es ideal para quienes buscan una opción que no solo endulce, sino que también beneficie la digestión.
- Uso en jugos y batidos: la inulina tiene una dulzura muy sutil, por lo que es perfecta para añadir a batidos de frutas o verdes, mientras mejora la salud intestinal y añade un toque dulce sin afectar a los niveles de azúcar.

## Glicina

La glicina es un aminoácido no esencial que cumple varias funciones importantes en el cuerpo, y lo interesante es que también tiene un suave sabor dulce, lo que la convierte en una excelente alternativa natural para endulzar jugos y batidos.

No eleva los niveles de glucosa en sangre ni provoca respuestas insulínicas, lo que significa que es segura para personas con diabetes o aquellos que buscan evitar los picos de azúcar. Al añadirla a tus jugos y batidos, no solo los endulzas de forma saludable, sino también que aprovechas sus numerosas propiedades y beneficios.

- Beneficios: mejora de la calidad del sueño: uno de los usos más reconocidos de la glicina es su capacidad para mejorar el sueño. Se ha demostrado que la glicina ayuda a relajar el sistema nervioso y promueve un sueño más profundo y reparador, esto la convierte en un excelente ingrediente para los batidos de la noche o para cualquier jugo relajante.
- Refuerza la salud articular y los tejidos conectivos: la glicina es uno de los componentes clave del colágeno, la proteína que forma parte

de la piel, los huesos, las articulaciones y los ligamentos. Al incluirla en tu dieta, estás apoyando la producción de colágeno, lo que puede mejorar la elasticidad de la piel, la salud de las articulaciones y la recuperación muscular después del ejercicio.

- Mejora la función cognitiva y la memoria: la glicina también tiene efectos beneficiosos sobre el cerebro. Actúa como un neurotransmisor inhibidor en el sistema nervioso central, ayudando a calmar la mente y mejorar la memoria y el aprendizaje. Por todo esto, es un comodín ideal para incluir en batidos matutinos, o de tarde si buscas optimizar tu concentración y claridad mental.
- Desintoxica y mejora la función hepática: este aminoácido también juega un papel importante en la desintoxicación del cuerpo, ya que ayuda al hígado a eliminar sustancias tóxicas. La glicina es parte fundamental del glutatión, un potente antioxidante que protege las células del daño oxidativo y ayuda en la eliminación de toxina; así que agregar glicina a jugos détox puede potenciar su capacidad para limpiar el cuerpo.
- Reduce la inflamación: la glicina tiene propiedades antiinflamatorias que pueden ayudar a reducir el estrés oxidativo y la inflamación en el cuerpo. Esto es especialmente beneficioso para personas que lidian con inflamación crónica o que buscan optimizar su bienestar general.

    - Uso en jugos y batidos: normalmente se utiliza en polvo, que se disuelve con facilidad en líquidos, por lo que puedes añadirla sin problema a tus jugos y batidos. Solo necesitas una pequeña cantidad (entre 1 y 2 gramos) para endulzar una bebida y aprovechar sus beneficios. Dado que su sabor es suave y dulce, no altera demasiado el perfil de sabor de tus jugos o batidos, así que puedes combinarla sin miedo con variedad de frutas, verduras o superalimentos.

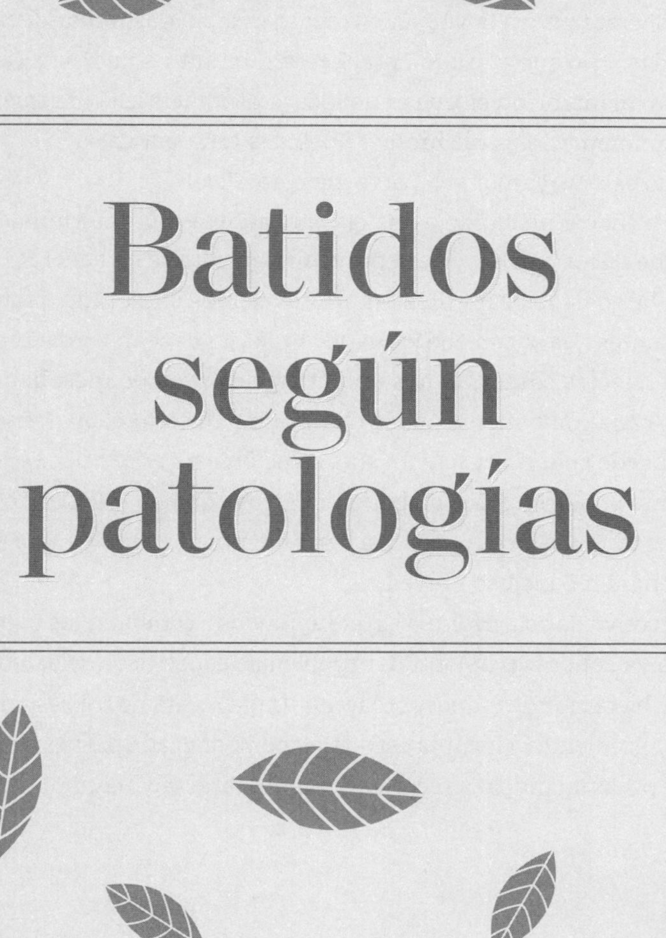

# Batidos según patologías

Si te has saltado la parte previa, no seré yo quien lo juzgue. De hecho, quizá leer páginas y más páginas de aspectos nutricionales, biomoleculares y fisiológicos de los ingredientes de los batidos resulte un poco engorroso, pero en estas circunstancias, en las cuales estamos abordando un tema tan importante como es la salud, para mí era indispensable darte todas las herramientas y los conocimientos posibles de una manera concreta pero a la vez sencilla para que puedas tomar decisiones acertadas en lo que a tu alimentación (y, por tanto, salud) se refiere. No en vano mi intención es que entiendas la parte teórica para que logres ser autónomo y crees tus propias «bebidas terapéuticas».

Dicho esto, vayamos a la parte más práctica.

¿Cómo hacer un batido o un jugo para apoyar una determinada condición de nuestra salud o para prevenir o mejorarla en general?

A lo largo de los capítulos anteriores hemos explorado a fondo los ingredientes que hacen que los batidos y los jugos sean verdaderos aliados de nuestra salud. Hemos analizado sus propiedades, beneficios y cómo cada componente puede contribuir a mejorar el bienestar. Pero ¿qué sucede cuando buscamos una solución más específica?

¿Cómo podemos crear un batido o un jugo que no solo sea delicioso, sino que también sirva como una herramienta para apoyar una patología particular o incluso prevenirla?

El objetivo de este capítulo es que aprendas a combinar los ingredientes que ya conoces para abordar problemas específicos de salud o mejorar tu bienestar de manera proactiva. Cada receta no solo es una mezcla de ingredientes, sino una estrategia personalizada para trabajar con tu cuerpo, ayudándolo a recuperarse, equilibrarse y rendir al máximo.

# Cómo crear un batido o un jugo para una condición de salud específica

Para crear un batido o un jugo efectivo para una patología o situación de salud particular es fundamental tener en cuenta ciertos principios básicos:

## Identificar la necesidad de salud

El primer paso es definir el propósito del batido o jugo. ¿Buscas mejorar la digestión, reducir la inflamación, apoyar la función inmunitaria o quizá aumentar tu energía? Cada condición tiene sus propias necesidades nutricionales y metabolómicas, es decir, relacionadas con los metabolitos y los procesos químicos del metabolismo en tu cuerpo. Conocer la patología te ayudará a elegir los ingredientes que pueden actuar como apoyo terapéutico.

## Seleccionar los ingredientes adecuados

Una vez entiendas qué necesita tu cuerpo, podrás seleccionar ingredientes apoyen esa necesidad. Por ejemplo, si hablamos de inflamación, recurriremos a algunos como la cúrcuma y el jengibre. Para la digestión, la papaya y el hinojo serán tus aliados. Y si se trata de mejorar la inmunidad, ingredientes ricos en vitamina C como la naranja o el kiwi son excelentes opciones.

## Combinar ingredientes de manera sinérgica

No todos los ingredientes funcionan de manera aislada. Es esencial combinarlos inteligentemente para que sus propiedades se potencien entre sí. Por ejemplo, la cúrcuma es excelente para combatir la inflamación, pero su absorción mejora cuando se casa con pimienta negra. Otro ejemplo es añadir glicina para apoyar la regeneración articular junto con colágeno hidrolizado, lo que crea una mezcla potente para la salud articular.

## Cuidar la digestibilidad y absorción

Es importante que los batidos y los jugos no solo sean nutritivos, sino también fáciles de digerir. Si bien estamos incorporando ingredientes potentes, no debemos olvidar que la salud digestiva es clave para la absorción de nutrientes. Aquí es donde entran los prebióticos, los probióticos y las enzimas digestivas, que pueden añadirse para optimizar la función digestiva y, también, coyunturalmente, reforzar el sistema inmunitario.

## Controlar la carga glucémica

Aunque estamos hablando de jugos y batidos saludables, es crucial asegurarnos de que no estamos cargando nuestras bebidas con demasiados azúcares, incluso si provienen de frutas. Recuerda siempre equilibrar las frutas dulces con verduras y grasas saludables como el aguacate o las semillas de chía, que ayudarán a mantener estables los niveles de glucosa en sangre y así evitar problemas metabólicos.

# Selección adecuada de ingredientes

Una vez que hayas identificado las necesidades de tu cuerpo, el siguiente paso es escoger con precisión los ingredientes que mejor las respalden. En este punto, entender las propiedades bioactivas de cada alimento y cómo pueden contribuir de manera efectiva a mejorar tu bienestar resulta esencial.

La naturaleza nos brinda una amplia variedad de alimentos. Si lo que necesitas es reducir la inflamación, optimizar tu digestión, reforzar tu sistema inmunitario o aumentar tu energía, la selección adecuada de ingredientes será clave para lograr el impacto deseado en tu organismo. Así como un tratamiento se ajusta a una necesidad específica, la elección de los ingredientes en tus batidos debe realizarse según lo que tu cuerpo requiere.

# Controlar la frecuencia y la cantidad

Quizá te estés preguntando en qué medida y con qué frecuencia debes consumir los batidos y jugos para que sean efectivos. Pues bien, puedes comenzar tomando un vaso de 250-300 mililitros al día para empezar a notar los beneficios. Para obtener efectos más profundos, mantén esta rutina diaria durante al menos cuatro o seis semanas. Si deseas potenciar su eficacia, puedes agregar un segundo vaso al día, consumiendo, por ejemplo, uno por la mañana y otro a media tarde. Sin embargo, no se recomienda exceder los dos vasos diarios, ya que podría sobrecargar el sistema digestivo y no permitir la absorción óptima de nutrientes. Además, hay que tener cuidado con los jugos con ingredientes energéticos, ya que pueden, en algunas personas, causar una leve sensación de estimulación. Por tanto, hay que procurar no consumirlos por la noche para evitar alteraciones en el sueño.

Las recetas que te presento están pensadas para dosis individuales, Si sois más, solo hay que multiplicar las cantidades por el número de personas.

Como muchos de nosotros hemos experimentado, una digestión eficiente no solo influye en nuestro bienestar físico, sino también en cómo nos sentimos. El famoso eje intestino-cerebro es una prueba de ello: lo que sucede en nuestro sistema digestivo puede afectar de forma directa a nuestro estado de ánimo, energía y claridad mental. Cuando la digestión no está funcionando bien, nos sentimos hinchados, pesados, cansados o incluso ansiosos. El intestino, muchas veces llamado nuestro «segundo cerebro», está estrechamente vinculado al cerebro a través del nervio vago, y cuando nuestro sistema digestivo se ve alterado, también lo está nuestro equilibrio emocional.

Por eso en esta sección quiero compartir algunas recetas de batidos y jugos diseñados específicamente para mejorar la digestión y calmar el sistema digestivo. Estos no solo están pensados para apoyar la descomposición de los alimentos y la absorción de nutrientes, sino también para reducir la inflamación y favorecer la regeneración de un intestino saludable, ayudando a restablecer ese equilibrio tan importante entre nuestro cuerpo y mente.

Estos jugos son especialmente efectivos cuando se consumen a media mañana o media tarde, ya que estimulan el sistema digestivo y alivian las molestias. Un vaso diario debería bastar para notar los beneficios sin sobrecargar el sistema digestivo y evitar la sensibilidad a algunos ingredientes que pueden resultar fuertes si se consumen en exceso como el jengibre.

He incluido una combinación de ingredientes ricos en enzimas digestivas, prebióticos, probióticos y extractos que ya hemos mencionado con anterioridad, como la cúrcuma, el jengibre y otros nuevos como el aloe vera, conocidos por sus propiedades calmantes y antiinflamatorias. Ya sea que lidies con gases, hinchazón, estreñimiento o digestión lenta, estos batidos y jugos pueden ser una solución natural para aliviar los síntomas y mejorar tu bienestar general. ¡Y además verás que tanto estos como todos los demás del resto de las patologías son sencillos de hacer!

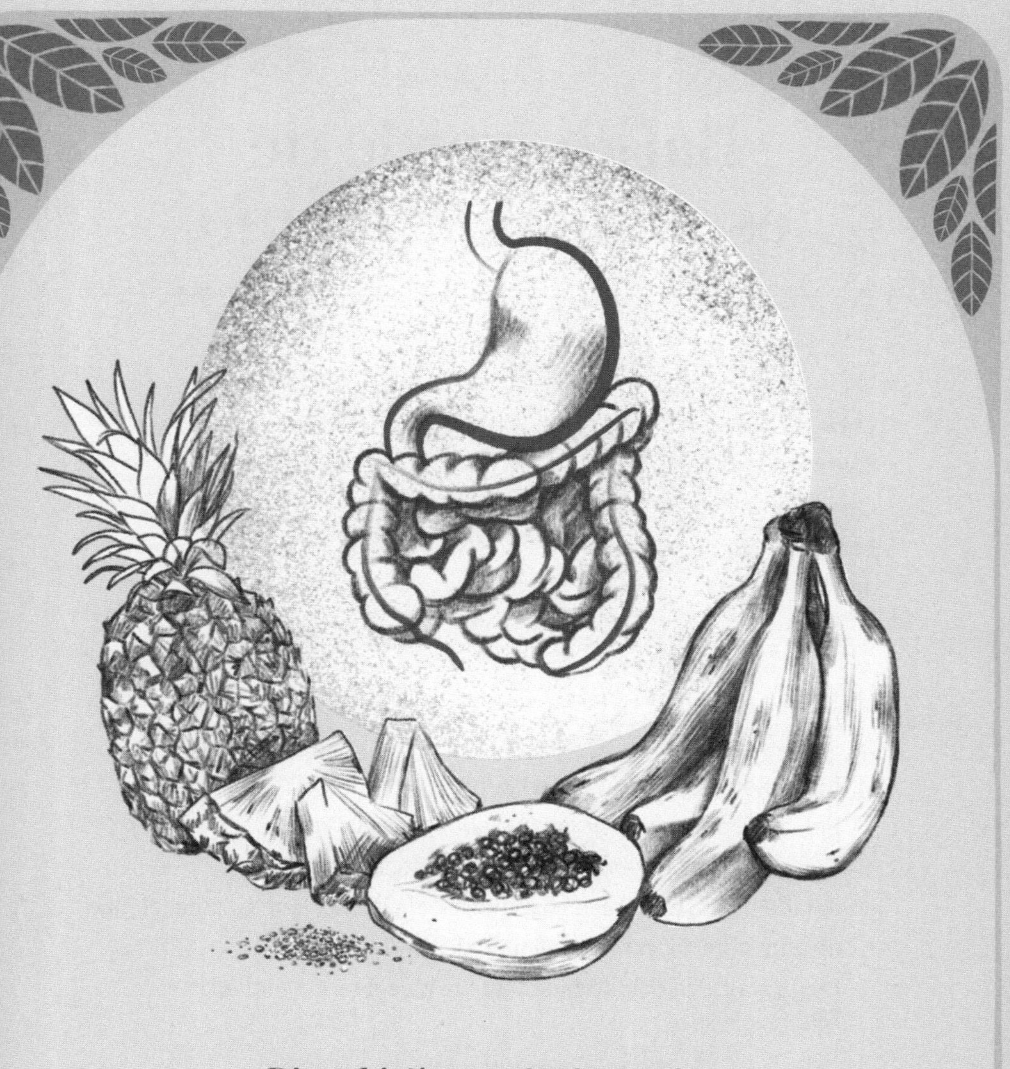

Diez objetivos, setenta recetas

# Jugos y batidos para mejorar la digestión y aliviar problemas gastrointestinales

# Batido verde de espinacas y pepino

## INGREDIENTES:

- 1 taza de espinacas frescas
- ½ pepino
- 1 manzana verde
- 1 cda. de jugo de aloe vera
- 1 cda. de inulina
- el jugo de ½ limón

## PREPARACIÓN:

1. Lava bien las espinacas y el pepino.
2. Pela el pepino si prefieres un sabor más suave.
3. Corta la manzana en trozos, retirando las semillas.
4. Añade a la licuadora las espinacas, el pepino, la manzana, el jugo de aloe vera, la inulina y el jugo de limón.
5. Licúa a alta velocidad hasta que la mezcla esté suave.

### BENEFICIOS:

El pepino y el aloe vera suavizan el tracto digestivo, mientras que la inulina actúa como prebiótico, alimentando las bacterias buenas del intestino. Las espinacas son una fuente de fibra que favorece la regularidad intestinal.

# Batido calmante de plátano y kéfir

## INGREDIENTES:

- 1 plátano maduro
- 1 taza de kéfir de leche o de agua
- 1 cda. de semillas de chía (remojadas previamente durante 10 min)
- ½ cdta. de canela en polvo
- ½ cdta. de miel de inulina o algún edulcorante de los vistos en el capítulo anterior (opcional)

## PREPARACIÓN:

1. Pela el plátano y córtalo en trozos pequeños.
2. En una licuadora, añade el plátano, el kéfir, la canela, las semillas de chía y un toque de miel o algún otro edulcorante si necesitas endulzarlo ligeramente.
3. Licúa hasta que la mezcla quede suave y cremosa.
4. Sirve frío. Puedes añadir más kéfir si prefieres una consistencia algo más líquida.

## BENEFICIOS:

El plátano es suave para el estómago y rico en fibra soluble, lo que lo hace ideal para aliviar la irritación digestiva. El kéfir aporta probióticos que mejoran la salud intestinal.

# Batido antiestreñimiento

## INGREDIENTES:

- 1 taza de papaya fresca (pelada y sin semillas)
- 3 ciruelas secas (remojadas previamente durante 4-6 h)
- 1 cda. de semillas de lino molidas (o previamente remojadas)
- ½ taza de agua de coco
- ½ taza de espinacas frescas
- el jugo de ½ limón
- 1 cdta. de inulina o de edulcorante natural (opcional)

## PREPARACIÓN:

1. Asegúrate de haber remojado las ciruelas secas durante al menos 4-6 h para que se rehidraten y estén blandas.
2. Pela y corta la papaya en trozos.
3. En una licuadora, añade la papaya, las ciruelas remojadas, las semillas de lino molidas o remojadas, las espinacas, el agua de coco y el jugo de limón.
4. Licúa a alta velocidad hasta que la mezcla quede suave y cremosa.
5. Si prefieres un toque dulce adicional, puedes agregar una cucharadita de inulina.

# Jugo digestivo de zanahoria, manzana y jengibre

## INGREDIENTES:

- 2 zanahorias grandes
- 1 manzana verde
- 1 rodaja de jengibre fresco
- el jugo de ½ limón

## PREPARACIÓN:

1. Lava bien las zanahorias y las manzanas.
2. Pela y corta el jengibre.
3. Coloca las zanahorias, la manzana y el jengibre en el extractor lento.
4. Una vez extraído el jugo, añade el jugo de limón y mezcla bien.

# Jugo calmante para el sobrecrecimiento bacteriano

## INGREDIENTES:

- ½ pepino (pelado si lo prefieres)
- 1 taza de espinacas frescas
- 1 tallo de apio
- ½ taza de hojas de menta fresca
- ½ limón (sin cáscara)
- ¼ de taza de jugo de aloe vera sin aloína
- ¼ de taza de agua de coco (opcional)

## PREPARACIÓN:

1. Lava bien todos los ingredientes (espinacas, pepino, apio, menta y limón).
2. Pela el pepino y córtalo en trozos pequeños.
3. Coloca el pepino, las espinacas, el apio y las hojas de menta en el extractor lento.
4. Extrae el jugo de estos ingredientes.
5. Una vez extraído el jugo, añade el jugo de aloe vera y el jugo de limón al líquido obtenido y mezcla bien.
6. Si lo prefieres un poco más líquido o quieres un toque de hidratación adicional, añade el agua de coco y mezcla de nuevo.

## BENEFICIOS:

Es bajo en fibra fermentable, el principal elemento que provoca hinchazón y molestias. Tiene propiedades antiinflamatorias, reduce los gases, mejora la motilidad gástrica, calma el revestimiento intestinal y puede ayudar con los espasmos y cólicos intestinales.

# Jugo calmante para gastritis o úlcera

INGREDIENTES:

- ½ taza de jugo de aloe vera puro sin aloína
- 1 pepino mediano (pelado)
- 1 manzana verde (sin semillas)
- ½ taza de col verde (repollo)
- ½ zanahoria (para suavizar el sabor)
- ½ taza de agua de coco (opcional)

PREPARACIÓN:

1. Lava bien todos los ingredientes (pepino, manzana, col y zanahoria).
2. Pela el pepino y la manzana si prefieres un sabor más suave.
3. Corta el pepino, la manzana, la col y la zanahoria en trozos pequeños.
4. Si prefieres un toque de hidratación extra, puedes añadir agua de coco para suavizar el sabor.

BENEFICIOS:

Posee propiedades antiinflamatorias y regenerativas que calman el revestimiento del estómago y favorecen la cicatrización de las úlceras. También ayuda a equilibrar la producción de ácido gástrico por su contenido en pH alcalino. Además, contiene glutamina, que favorece la regeneración de la mucosa gástrica y reduce la inflamación del revestimiento del estómago.

# Jugo de piña, nopal y jengibre para la digestión

## INGREDIENTES:

- 1 rodaja gruesa de piña fresca
- ½ nopal pequeño (la hoja de la tunera sin espinas, pelada y troceada)
- ½ lima (sin cáscara)
- ½ pepino mediano (pelado si lo prefieres)
- 1 rodaja de jengibre fresco
- 1 cdta. de vinagre de manzana (opcional)
- ½ taza de agua de coco (opcional)

## PREPARACIÓN:

1. Lava bien todos los ingredientes (piña, nopal, lima, pepino, jengibre).
2. Pela el pepino y el nopal para que tengan una textura más suave.
3. Corta todos los ingredientes en trozos pequeños.
4. Coloca la piña, el nopal, el pepino y el jengibre en el extractor lento.
5. Extrae el jugo de los ingredientes.
6. Añade el zumo de la lima y, si lo prefieres, agrega también una cucharadita de vinagre de manzana para potenciar los beneficios digestivos.
7. Si quieres un toque más hidratante, puedes agregar media taza de agua de coco.

## BENEFICIOS:

Mejora la digestión de proteínas y ayuda a reducir la inflamación intestinal. También es excelente para descomponer alimentos difíciles de digerir. Al ser rico en mucílagos, suaviza el tránsito intestinal, favorece la eliminación de toxinas y actúa como prebiótico, promoviendo una flora intestinal saludable. Además, permite regular los niveles de azúcar en sangre, lo que favorece una digestión estable.

# Jugo calmante de pera, manzana y agua de coco

## INGREDIENTES:

- 1 pera madura (sin semillas)
- 1 manzana verde (sin semillas)
- ½ taza de agua de coco
- ½ pepino (pelado)
- 1 trozo de jengibre de 1 cm
- ¼ de taza de jugo de aloe vera (opcional)

## PREPARACIÓN:

1. Lava bien la pera, el pepino, la manzana y el jengibre.
2. Pela el pepino y corta todos los ingredientes en trozos pequeños.
3. Coloca la pera, la manzana, el jenjibre y el pepino en un extractor lento.
4. Una vez extraído el jugo, añade el agua de coco y mezcla bien.
5. Si decides usar el jugo de aloe vera, agrégalo al final y mezcla de nuevo

### BENEFICIOS:

Este jugo es una opción refrescante y nutritiva que ayuda a calmar el sistema digestivo. Sus ingredientes trabajan en conjunto para promover una digestión suave, reducir la inflamación y mejorar la hidratación, ofreciendo beneficios que equilibran el sistema digestivo de manera natural. Es ideal para quienes buscan aliviar molestias estomacales y mantener el bienestar intestinal.

En este apartado exploraremos bebidas específicamente diseñadas para fortalecer el sistema inmunitario y preparar al cuerpo para enfrentarse a los desafíos diarios, como el estrés, los cambios de estación y las infecciones comunes.

La recomendación es un vaso al día durante los periodos de mayor exposición a cambios estacionales y estrés. Algunos ingredientes inmunológicos como el jengibre y el limón, en grandes cantidades pueden causar acidez en personas de estómago sensible, así que siéntete libre de ajustar la dosis si notas alguna molestia.

Estos jugos están formulados con ingredientes ricos en antioxidantes, vitaminas y minerales esenciales que ayudan a reforzar las defensas naturales del organismo, promover la regeneración celular y combatir los efectos de los radicales libres. Incorporarlos a tu rutina diaria puede ser un apoyo clave para mantener tu salud en equilibrio y potenciar tu capacidad de respuesta frente a agentes externos. ¡Prepárate para descubrir recetas deliciosas y nutritivas que te ayudarán a cuidar de tu bienestar desde dentro hacia fuera!

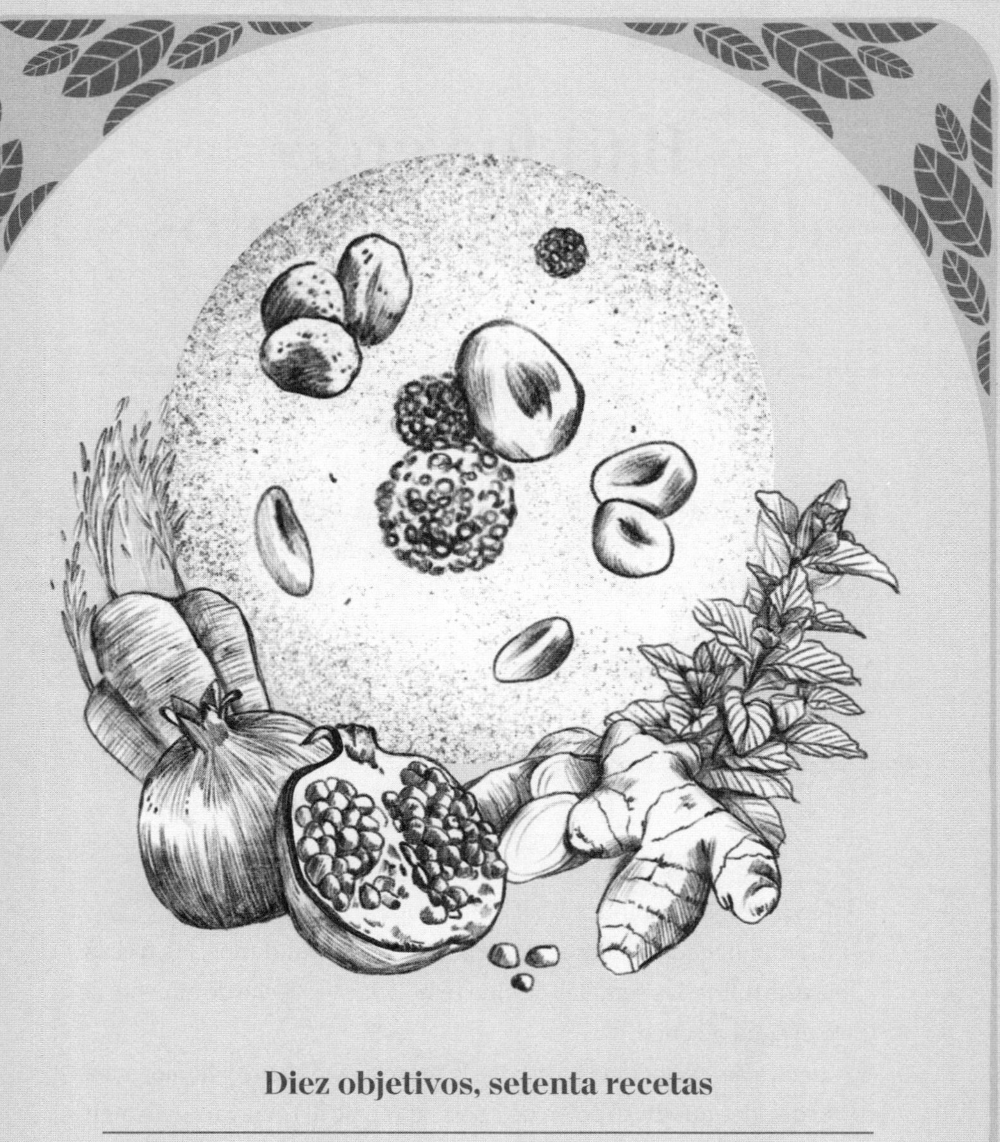

Diez objetivos, setenta recetas

# Batidos y jugos para estimular el sistema inmunitario

# Batido verde de espirulina y frutos del bosque

## INGREDIENTES:

- 1 taza de espinacas frescas
- ½ taza de arándanos congelados (o frescos)
- ½ taza de fresas
- 1 cdta. de espirulina en polvo
- 1 cda. de semillas de chía (remojadas previamente 10 min)
- ½ taza de leche de almendras (o agua de coco)
- 1 cdta. de polen de abeja (opcional)

## PREPARACIÓN:

1. Lava bien las espinacas, las fresas y los arándanos.
2. En una licuadora, añade las espinacas, los arándanos, las fresas, la espirulina, las semillas de chía remojadas y la leche de almendras o el agua de coco.
3. Licúa a alta velocidad hasta que la mezcla esté suave y homogénea.
4. Si decides añadir el polen de abeja, agrégalo al final y mezcla bien.

## BENEFICIOS:

Estimula la producción de células inmunitarias y mejora la resistencia del cuerpo contra infecciones. Rico en vitamina C y antioxidantes, fortalece el sistema inmunitario y ayuda a proteger las células del daño oxidativo. Permite regular la respuesta inmunitaria y aumenta la resistencia del cuerpo frente a infecciones.

# Batido antigripal: vitamina C power boost

## INGREDIENTES:

- ½ taza de jugo de naranja recién exprimido
- ½ taza de semillas de granada
- ½ taza de arándanos (frescos o congelados)
- 1 cdta. de polvo de camu-camu
- 1 rodaja de jengibre fresco
- ½ taza de agua de coco

## PREPARACIÓN:

1. Exprime el jugo de la naranja y mezcla con el de granada.
2. En una licuadora, combina los jugos, los arándanos, el polvo de camu-camu, el jengibre y el agua de coco.
3. Licúa hasta que quede suave.

## BENEFICIOS:

Este batido es rico en vitamina C y antioxidantes, esenciales para combatir infecciones virales y reducir la inflamación. Protege las células inmunitarias y combate los radicales libres producidos por las infecciones. Impulsa la producción de glóbulos blancos, que estimulan el sistema inmunitario. Además, tiene propiedades antivirales y antiinflamatorias que ayudan a aliviar la congestión y los síntomas del resfriado.

# Batido recuperador posenfermedad

## INGREDIENTES:

- 1 plátano maduro (congelado si lo prefieres cremoso)
- ½ taza de espinacas frescas
- ½ taza de fresas (frescas o congeladas)
- 1 cdta. de polvo de maca
- 1 cdta. de semillas de chía (remojadas previamente durante 10 min)
- 1 cda. de mantequilla de almendras
- 1 taza de leche de almendras sin azúcar

## PREPARACIÓN:

1. Lava bien las espinacas y las fresas.
2. En la licuadora, combina el plátano, las espinacas, las fresas, el polvo de maca, las semillas de chía remojadas, la mantequilla y la leche de almendras.
3. Licúa hasta que la mezcla esté suave y homogénea.
4. Sirve y disfruta inmediatamente para recuperar la energía y la vitalidad.

## BENEFICIOS:

Este batido está diseñado para reponer nutrientes, aumentar la energía y fortalecer el cuerpo tras una enfermedad. Rico en potasio y carbohidratos fáciles de digerir, ayuda a recuperar los electrolitos y la energía perdidos durante la enfermedad. Apoya el sistema inmunitario y permite la recuperación del cuerpo. Mejora la resistencia, la energía y el equilibrio hormonal, ayudando al cuerpo a recuperarse más rápidamente. Es además fuente de proteínas, grasas saludables y vitamina E, que son esenciales para fortalecer el cuerpo y recuperar la vitalidad después de una enfermedad.

# Jugo antigripal de naranja, zanahoria y jengibre

## INGREDIENTES:

- 2 naranjas
- 2 zanahorias medianas
- ½ limón
- una rodaja de jengibre fresco (de 2 cm aprox.)
- ¼ de taza de agua de coco (opcional)

## PREPARACIÓN:

1. Pela las naranjas, el limón y las zanahorias.
2. Corta todos los ingredientes en trozos pequeños para que se procesen mejor en el extractor lento e introdúcelos en este.
3. Si lo deseas, añade el agua de coco al jugo extraído para suavizar el sabor y aportar un toque de hidratación.

## BENEFICIOS:

Este batido estimula la producción de glóbulos blancos y fortalece el sistema inmunitario. Contiene antioxidantes naturales que ayudan a combatir el daño celular causado por los virus. Apoya el funcionamiento saludable de las mucosas respiratorias, reduce la congestión y los dolores relacionados con la gripe y estimula el sistema inmunitario.

# Jugo «defensas de otoño» con remolacha, nopal y cúrcuma

## INGREDIENTES:

- ½ remolacha cruda (pelada y en trozos)
- ½ nopal pequeño (pelado)
- 1 naranja (pelada)
- 1 zanahoria mediana (pelada)
- ½ rodaja de cúrcuma fresca (o ½ cdta. de cúrcuma en polvo)
- 1 rodaja pequeña de jengibre fresco

## PREPARACIÓN:

1. Pela la remolacha, la zanahoria y la naranja.
2. Corta el nopal en trozos pequeños y quítales la piel a la cúrcuma y el jengibre.
3. Introduce la remolacha, el nopal, la zanahoria, la naranja, el jengibre y la cúrcuma en el extractor lento.

## BENEFICIOS:

Este batido favorece la oxigenación de las células y mejora la circulación, lo que ayuda al sistema inmunitario a funcionar mejor. Desintoxica el cuerpo y fortalece las defensas, además de tener propiedades antiinflamatorias. Estimula la producción de glóbulos blancos y protege al cuerpo contra infecciones y mejora la salud de las mucosas respiratorias. Es un poderoso antiinflamatorio y antioxidante que ayuda a modular la respuesta inmunitaria, reduciendo el riesgo de infecciones y protegiendo el cuerpo durante los cambios de estación.

# Jugo potenciador antiviral con granada, espirulina y menta

## INGREDIENTES:

- ½ granada (solo las semillas)
- ½ taza de arándanos (frescos o congelados)
- 1 rodaja de piña fresca
- ½ pepino (pelado)
- 1 cdta. de espirulina en polvo
- 5-6 hojas frescas de menta
- 1 lámina de jengibre fresco
- ½ limón (sin cáscara)
- ¼ de taza de agua de coco (opcional)

## PREPARACIÓN:

1. Pela la piña y el pepino, y corta todos los ingredientes en trozos pequeños.
2. Introduce las semillas de granada, los arándanos, la piña, el pepino, el jengibre, las hojas de menta y el limón en el extractor lento.
3. Extrae el jugo y luego añade la espirulina en polvo.
4. Mezcla bien hasta que la espirulina quede completamente integrada.
5. Si lo deseas, añade agua de coco para una textura más ligera y suave.

### BENEFICIOS:

Con este jugo fortalecerás el sistema inmunitario, ayudando al cuerpo a combatir infecciones virales, gracias a sus propiedades antioxidantes, antiinflamatorias y antivirales. Además, mejora la hidratación, la absorción de nutrientes y el equilibrio del organismo, apoyando tanto la prevención como la recuperación ante infecciones.

Este apartado está dedicado a jugos y batidos que ayudan a cuidar y fortalecer el sistema cardiovascular, promoviendo un corazón saludable y un flujo sanguíneo óptimo. Las recetas que encontrarás a continuación están diseñadas con ingredientes que reducen la inflamación, mejoran la elasticidad de los vasos sanguíneos y aportan antioxidantes que protegen contra el daño oxidativo. Incorporar estos jugos y batidos en tu día a día es una manera sencilla y efectiva de apoyar la salud del corazón y mejorar tu bienestar general.

Prepárate para descubrir combinaciones deliciosas que no solo revitalizan, sino que también cuidan de uno de los sistemas más esenciales de tu cuerpo.

Se recomienda consumirlos de 2 a 3 veces por semana, como parte de un estilo de vida saludable. Es importante mantener un enfoque equilibrado, Algunos ingredientes, como el aguacate o los frutos secos, aunque ricos en grasas saludables, deben consumirse con moderación para evitar un exceso calórico. Del mismo modo, los batidos con un alto contenido en azúcares naturales, como los de frutas muy dulces, deberían limitarse a una porción al día para mantener el equilibrio en el consumo de carbohidratos. Estos batidos pueden ser muy beneficiosos, pero siempre deben formar parte de una dieta variada y no sustituir comidas completas. Como con cualquier complemento alimenticio, es esencial encontrar el balance adecuado para aprovechar sus propiedades sin excederse.

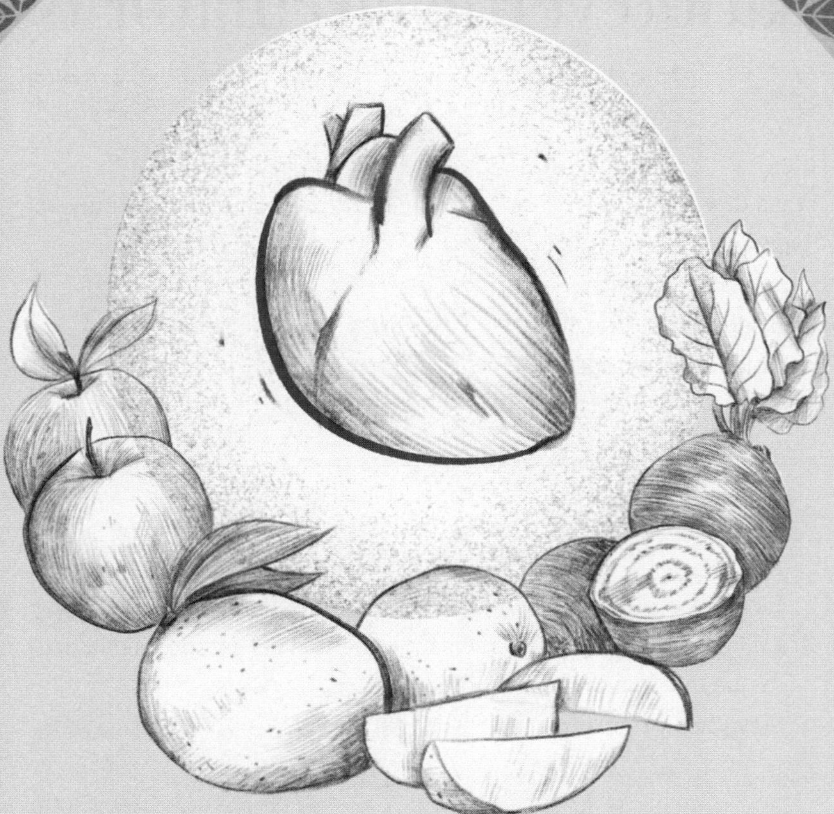

Diez objetivos, setenta recetas

# Jugos y batidos terapéuticos para la salud cardiovascular

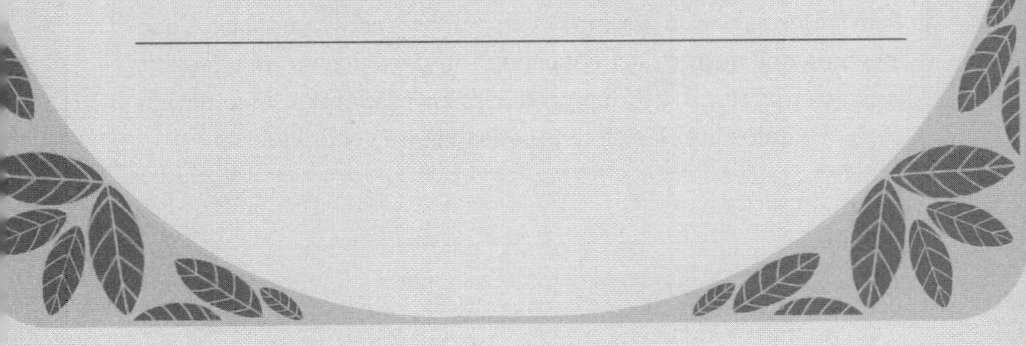

# Batido verde circulatorio

## INGREDIENTES:

- 1 taza de espinacas frescas
- ½ aguacate
- ½ manzana verde
- 1 cda. de semillas de chía (remojadas previamente 10 min)
- 1 cdta. de polvo de espirulina
- 1 taza de agua filtrada

## PREPARACIÓN:

1. Lava las espinacas y la manzana, y corta esta última en trozos.
2. En la licuadora, añade los seis ingredientes del listado y licúa hasta que quede una mezcla homogénea.
3. Sirve frío y disfruta.

### BENEFICIOS:

Este batido es rico en fibra, potasio y ácidos grasos saludables. Todo ello hará que mejore la circulación sanguínea y ayudará a reducir la presión arterial; así que no dudes en prepararte este batido cuando notes las piernas cansadas, ¡te vendrá genial!

# Batido antioxidante cardiosaludable

## INGREDIENTES:

- 1 taza de fresas frescas
- ½ remolacha cruda
- ½ plátano
- 1 cdta. de jengibre fresco rallado
- 1 cda. de semillas de lino molidas
- ½ taza de agua de coco

## PREPARACIÓN:

1. Pela la remolacha y el plátano, y corta en trozos pequeños.
2. Coloca todos los ingredientes en la licuadora y mezcla hasta que esté suave.
3. Sirve inmediatamente.

### BENEFICIOS:

Las fresas y la remolacha son ricas en antioxidantes y nitratos, que mejoran la circulación y ayudan a mantener las arterias saludables.

# Batido tropical para la circulación

## INGREDIENTES:

- ½ taza de mango fresco
- ½ taza de piña
- 1 cdta. de maca en polvo
- 1 cdta. de cúrcuma en polvo
- 1 cda. de semillas de cáñamo
- 1 taza de leche de almendras

## PREPARACIÓN:

1. Pela y corta el mango y la piña en trozos pequeños.
2. Viértelos junto con todos los ingredientes restantes en la licuadora y bate hasta que esté cremoso.
3. Sirve frío.

### BENEFICIOS:

Esta mezcla es rica en vitamina C y enzimas que ayudan a reducir la inflamación y promueven la salud vascular. Los ingredientes naturales de este batido ayudan a mejorar el flujo sanguíneo al reducir la inflamación y proteger los vasos sanguíneos del daño oxidativo. Los antioxidantes presentes apoyan la elasticidad de las arterias y previenen el envejecimiento prematuro de las células circulatorias. Además, su combinación de nutrientes esenciales, como vitaminas y minerales, contribuye a fortalecer el sistema cardiovascular, ayudando a mantener una circulación óptima.

# Batido de frutos rojos para el corazón

## INGREDIENTES:

- ½ taza de arándanos
- ½ taza de moras
- 1 cda. de polvo de açaí
- ½ cdta. de extracto de chaga
- 1 cda. de miel de manuka
- 1 taza de agua de coco

## PREPARACIÓN:

1. Lava bien los arándanos y las moras.
2. Luego coloca estos frutos rojos junto con el resto de los ingredientes en la licuadora y bate hasta obtener una mezcla homogénea.
3. Sirve frío.

## BENEFICIOS:

Las actinoniacinas presentes en este batido de frutos rojos actúan directamente sobre el sistema circulatorio y ayudan a mejorar la microcirculación. Además, estas moléculas bioactivas apoyan la reducción de la inflamación en los tejidos, lo que contribuye a una circulación óptima y a un menor riesgo de problemas cardiovasculares.

# Jugo circulatorio de zanahoria y naranja

## INGREDIENTES:

- 3 zanahorias medianas
- 1 naranja
- 1 rodaja de jengibre fresco
- ½ limón
- ¼ de cdta. de cúrcuma en polvo

## PREPARACIÓN:

1. Pela las zanahorias, la naranja y el limón.
2. Coloca todos los ingredientes en un extractor lento.
3. Sirve frío y consúmelo de inmediato.

### BENEFICIOS:

Rico en vitamina C y betacarotenos, este jugo mejora la elasticidad de las arterias y reduce el riesgo de enfermedades cardiovasculares.

# Jugo circulatorio de remolacha y zanahoria

## INGREDIENTES:

- ½ remolacha cruda mediana (pelada)
- 1 zanahoria
- 1 rodaja de piña
- ½ limón (sin cáscara)
- 1 lámina de cúrcuma fresca

## PREPARACIÓN:

1. Pela la remolacha, la zanahoria y el limón.
2. Coloca todos los ingredientes en un extractor lento.
3. Sirve frío.

## BENEFICIOS:

La remolacha y la cúrcuma mejoran el flujo sanguíneo y reducen la inflamación, ayudando a mantener un sistema cardiovascular saludable. Además, la dulzura natural de la remolacha y la zanahoria se complementa perfectamente con el toque tropical que aporta la piña fresca.

# Jugo verde cardioprotector

## INGREDIENTES:

- ½ pepino
- ¼ de taza de espinacas frescas
- ½ lima (sin cáscara)
- ½ granada (solo las semillas)
- 1 cda. de polvo de moringa

## PREPARACIÓN:

1. Lava bien todos los ingredientes.
2. Introdúcelos en el extractor lento.
3. Agrega el polvo de moringa al final y mezcla bien antes de servir.

### BENEFICIOS:

Este jugo antioxidante mejora la salud arterial y protege el sistema cardiovascular gracias a la granada y la moringa, que favorecen la circulación y la salud del corazón.

# Jugo antioxidante de remolacha y granada

## INGREDIENTES:

- 1 remolacha cruda mediana (pelada)
- ½ granada (solo las semillas)
- 1 rodaja de pepino
- 1 lámina de jengibre
- ½ manzana roja

## PREPARACIÓN:

1. Pela la remolacha y la manzana.
2. Coloca todos los ingredientes en el extractor lento.
3. Sirve frío.

## BENEFICIOS:

Los nitratos presentes en la remolacha se convierten en óxido nítrico en el cuerpo, lo cual ayuda a dilatar los vasos sanguíneos, mejorando el flujo sanguíneo y reduciendo la presión arterial de manera natural.

Por otro lado, la punicalagina, un potente antioxidante de la granada, protege las paredes arteriales del daño oxidativo, ayudando a mantener su elasticidad y evitando la formación de placas de ateroma que puedan ocluir nuestros vasos sanguíneos.

Los jugos y los batidos pueden ser aliados efectivos en la gestión saludable del peso. Al incorporar ingredientes naturales y nutritivos, estas bebidas ofrecen una forma deliciosa de aumentar la ingesta de vitaminas, minerales y antioxidantes esenciales. Además, su preparación casera permite controlar las calorías y evitar azúcares añadidos, adaptándolas a las necesidades individuales. Ya sea para acelerar el metabolismo o proporcionar energía, los jugos y batidos, cuando se integran en una dieta equilibrada y se combinan con actividad física regular, contribuyen significativamente al bienestar general y al mantenimiento de un peso saludable.

Para una gestión saludable del peso, se recomienda consumir jugos y batidos entre 3 a 4 veces por semana. Si se integran como parte de un desayuno o merienda, ayudan a aportar nutrientes esenciales. Estas recetas son bastante ligeras y suelo recomendar que se tomen en la mañana, sobre todos los que activan el metabolismo. En ningún caso han de sustituir una comida.

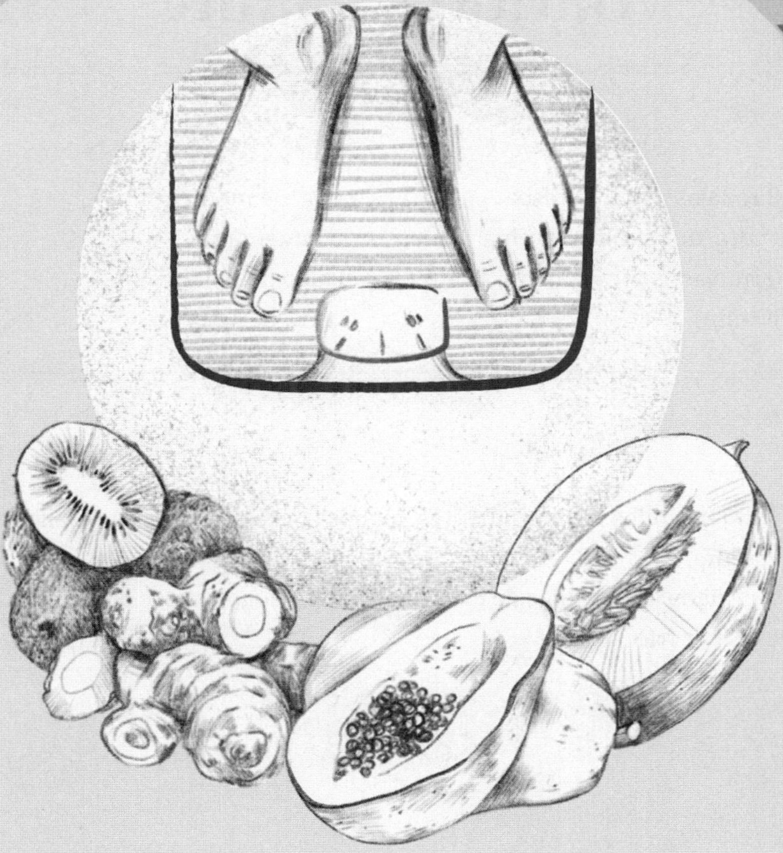

**Diez objetivos, setenta recetas**

# Jugos y batidos para un manejo saludable del peso

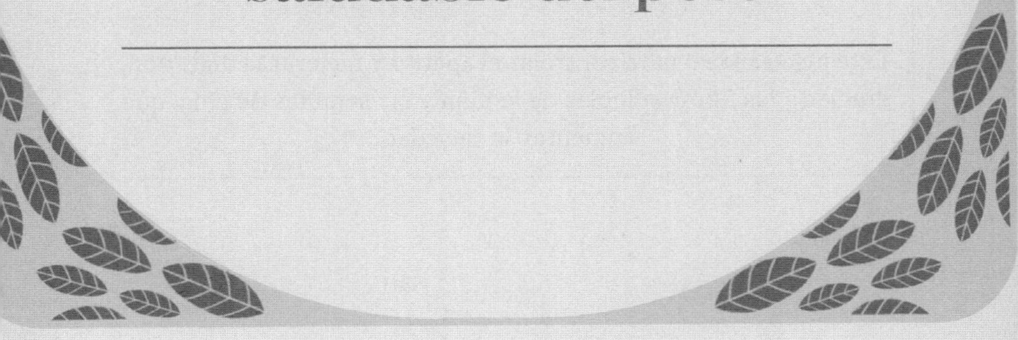

# Batido saciante

## INGREDIENTES:

- 2 rodajas de piña fresca
- 1 cdta. de semillas de chía (remojadas previamente 10 min)
- 1 cda. de mantequilla de almendras
- el jugo de ½ lima
- ½ taza de agua

## PREPARACIÓN:

1. Mete todos los ingredientes, menos la chía, en un *mixer* o licuadora.
2. Añade las semillas de chía remojadas al jugo y mezcla bien.
3. Sirve frío.

## BENEFICIOS:

Este jugo es ideal para controlar el apetito y mejorar la digestión, gracias a las fibras solubles de la piña y las semillas de chía, que aumentan la saciedad.

# Batido boost metabólico

## INGREDIENTES:

- 1 taza de té verde frío
- 1 taza de melón en trozos
- ½ plátano
- ½ cdta. de cúrcuma en polvo

## PREPARACIÓN:

1. Prepara una taza de té verde y déjalo enfriar.
2. Coloca todos los ingredientes en la licuadora y mezcla hasta obtener una textura suave. Sirve inmediatamente.

### BENEFICIOS:

El té verde acelera el metabolismo y la quema de grasas, mientras que la cúrcuma actúa como antiinflamatorio, favoreciendo el control de peso. La combinación de ambas propiedades dará como resultado un impulso natural hacia una mejor gestión del peso y un equilibrio metabólico sostenido.

# Batido quemagrasa

## INGREDIENTES:

- 1 taza de sandía (sin semillas)
- 1 rodaja de jengibre fresco
- ½ pepino pequeño (pelado)
- el jugo de ½ lima
- ½ cdta. de canela en polvo
- ¼ de taza de agua fría

## PREPARACIÓN:

1. Corta la sandía y el pepino en trozos pequeños.
2. Coloca todos los ingredientes en la licuadora y mezcla hasta que quede suave. Sirve frío.

### BENEFICIOS:

La sandía es baja en calorías y muy hidratante, mientras que el jengibre y la canela ayudan a acelerar el metabolismo, promoviendo la quema de grasas.

# Batido metabolismo ON

## INGREDIENTES:

- 1 taza de leche de almendras (sin azúcar)
- ½ taza de frutos rojos (fresas, arándanos, moras)
- 1 cdta. de cacao en polvo puro (sin azúcar)
- 1 cdta. de aceite de coco virgen
- 1 cdta. de canela en polvo
- 1 cda. de semillas de sésamo
- 1 cdta. de semillas de cáñamo

## PREPARACIÓN:

1. Lava bien los frutos rojos.
2. Colócalos junto con el resto de los ingredientes en la licuadora y mezcla todo hasta obtener una textura homogénea.
3. Sirve frío y disfruta.

### BENEFICIOS:

Este batido es un potente activador metabólico. Los frutos rojos aportan antioxidantes, el cacao estimula la quema de grasas, el aceite de coco provee energía rápida y las semillas de sésamo y cáñamo tienen proteínas que apoyan la función metabólica.

# Jugo acelerador del metabolismo

## INGREDIENTES:

- 1 taza de té verde frío
- ½ pomelo (pelado)
- 1 rodaja de piña fresca
- ½ pepino
- 1 lámina de jengibre fresco
- el jugo de ½ lima

## PREPARACIÓN:

1. Prepara una taza de té verde y deja que se enfríe.
2. Pela el pomelo y corta la piña y el pepino en trozos.
3. Introduce todos los ingredientes en el extractor lento, incluyendo el jengibre y el jugo de lima.
4. Sirve inmediatamente, y ¡a disfrutar!

## BENEFICIOS:

Este jugo quemador de grasas es ideal para consumirlo en combinación con una dieta equilibrada y ejercicio físico regular. Ayuda a acelerar el metabolismo y a mejorar la digestión, lo que puede favorecer la pérdida de grasa corporal de manera natural.

# Batido activador con cardamomo

## INGREDIENTES:

- ½ taza de mango (pelado y en trozos)
- ¼ de papaya
- ½ taza de leche de almendras (sin azúcar)
- ¼ de cdta. de cardamomo en polvo
- el jugo de ½ naranja

## PREPARACIÓN:

1. Pela el mango y la papaya, y córtalos en trozos.
2. Colócalos en la licuadora, incorpora los ingredientes restantes y mezcla bien.
3. Sírvelo frío, y ¡a disfrutar!

## BENEFICIOS:

El mango y la papaya ayudan a la digestión y son bajos en calorías, además, el cardamomo favorece la termogénesis, estimulando la quema de grasas.

La salud mental es fundamental para nuestro bienestar general y afecta a todos los aspectos de la vida diaria, desde nuestras relaciones y productividad hasta cómo afrontamos el estrés y los desafíos. Mantener una mente equilibrada y resiliente no solo nos ayuda a hacer frente a los momentos difíciles con mayor serenidad, sino que también contribuye a la salud física, ya que cuerpo y mente están profundamente interconectados.

Para apoyar la salud mental a través de los batidos, se recomienda consumirlos 3 a 4 veces por semana como parte de una dieta equilibrada. Estos batidos pueden ser una excelente forma de nutrir el cerebro con los nutrientes esenciales que favorecen el estado de ánimo y la claridad mental. En el caso del té verde o té match, recomiendo disfrutarlo por la mañana o, después de comer para aprovechar sus beneficios sin que la teína afecte.

Hoy en día, con el ritmo acelerado y las demandas constantes de nuestras ajetreadas vidas, apoyar la salud mental y emocional se ha vuelto una prioridad. La nutrición juega un papel crucial en este equilibrio, ya que ciertos alimentos aportan nutrientes esenciales para el correcto funcionamiento del cerebro y el sistema nervioso. En este apartado encontrarás batidos y jugos formulados para ayudar a reducir el estrés, estabilizar el estado de ánimo y mejorar la claridad mental, brindándote un recurso natural para cultivar una salud mental y emocional óptima.

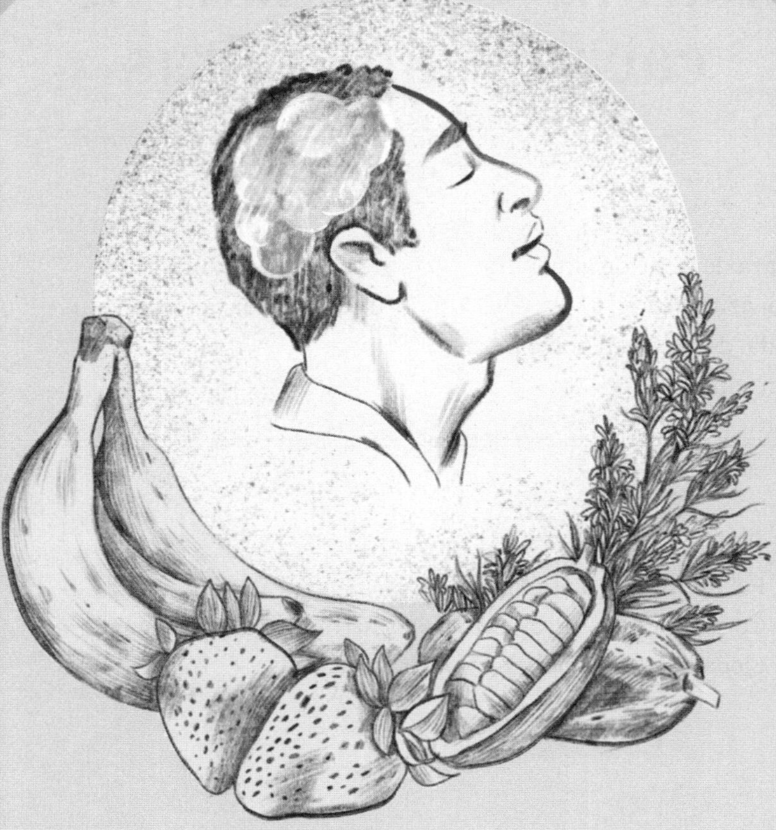

Diez objetivos, setenta recetas

# Batidos y jugos para apoyar la salud mental y emocional

# Batido «serenidad» de cacao y almendras

## INGREDIENTES:

- 1 taza de leche de almendras (sin azúcar)
- 1 cda. de cacao en polvo puro (sin azúcar)
- ½ plátano maduro
- 1 cdta. de maca en polvo

## PREPARACIÓN:

1. Pela y corta el plátano.
2. Colócalo junto con el resto de los ingredientes en la licuadora.
3. Licúa hasta obtener una textura suave.

### BENEFICIOS:

El cacao mejora el estado de ánimo gracias a su contenido en teobromina, y la maca equilibra los niveles hormonales, promoviendo una mayor estabilidad emocional.

# Batido para el insomnio

## INGREDIENTES:

- ½ taza de cerezas frescas (sin hueso)
- ½ plátano maduro
- 1 cda. de pistachos crudos (sin sal)
- ½ cdta. de semillas de chía (remojadas previamente durante 10 min)
- 1 taza de leche de almendras (sin azúcar)

## PREPARACIÓN:

1. Una vez remojadas las semillas de chía, coloca todos los ingredientes en la licuadora y mezcla hasta obtener una textura suave.
2. Sirve a temperatura ambiente y disfruta antes de irte a dormir.

### BENEFICIOS:

Este batido es perfecto para relajar el cuerpo y promover el sueño. Los pistachos aumentan los niveles de melatonina y aportan magnesio, lo que contribuye a una mejor calidad del sueño. Las cerezas contienen melatonina y junto con el plátano proporcionan un sabor dulce, y son ricos en nutrientes que ayudan a calmar el sistema nervioso.

# Batido calmante de plátano y espirulina

## INGREDIENTES:

- 1 plátano maduro
- 1 cdta. de espirulina en polvo
- ½ cdta. de canela en polvo
- 1 taza de leche de coco (sin azúcar)

## PREPARACIÓN:

1. Pela y trocea el plátano.
2. Añádelo junto con los demás ingredientes en la licuadora.
3. Licúa hasta que quede suave.

## BENEFICIOS:

El plátano es rico en triptófano, un precursor de la serotonina que mejora el estado de ánimo, mientras que la espirulina contiene nutrientes que promueven la salud mental. Esta combinación es ideal para brindar una sensación de calma y bienestar, y también ayuda a relajar la mente y a equilibrar el estado de ánimo, haciendo de este batido una opción perfecta para esos momentos en los que necesitas paz y tranquilidad.

# Boost vital de aguacate y matcha

## INGREDIENTES:

- ½ aguacate maduro
- 1 cdta. de polvo de matcha
- ½ taza de piña fresca
- el jugo de ½ lima
- 1 taza de agua de coco

## PREPARACIÓN:

1. Coloca todos los ingredientes en la licuadora y mezcla hasta obtener una textura homogénea.
2. Sirve de inmediato.

* Se recomienda disfrutarlo por la mañana o, como tarde, después de comer para aprovechar sus beneficios sin que la teína afecte el descanso nocturno.

**BENEFICIOS:**
El aguacate es rico en grasas saludables, que nutren el cerebro, mientras que el matcha mejora la concentración y proporciona energía mental estable sin picos de ansiedad.

# Jugo relajante de manzana e hinojo

## INGREDIENTES:

- 1 manzana verde
- ½ bulbo de hinojo
- 1 rodaja de pepino
- el jugo de ½ limón

## PREPARACIÓN:

1. Lava bien los ingredientes y córtalos en trozos pequeños.
2. Colócalos en un extractor lento.
3. Sirve, y ¡a disfrutar!

**BENEFICIOS:**
El hinojo tiene propiedades relajantes, mientras que la manzana y el pepino son refrescantes y favorecen el equilibrio mental y emocional.

# Batido antiestrés

## INGREDIENTES:

- 1 taza de agua de coco
- 1 cdta. de ashwagandha en polvo
- 1 taza de cerezas
- ½ cdta. de lavanda seca (opcional)

## PREPARACIÓN:

1. Introduce el agua de coco y las cerezas en un *mixer* o licuadora, y bate hasta obtener una mezcla suave.
2. Añade la ashwagandha, y la lavanda (si optas por usarla), y mezcla bien.
3. Sirve frío y disfruta de este jugo refrescante y calmante.

## BENEFICIOS:

Este batido combina ingredientes como la ashwagandha, que ayuda a reducir el cortisol (la hormona del estrés); la lavanda, que añade un efecto relajante adicional, y la cereza, que tiene gran cantidad de melatonina. Todos ellos son ideales para calmar tanto el cuerpo como la mente y hacen de este un jugo único y atípico para momentos de estrés elevado.

# Jugo calmante de pera y espinacas

## INGREDIENTES:

- 1 pera madura
- 1 taza de espinacas frescas
- el jugo de ½ lima
- 1 rodaja de jengibre fresco

## PREPARACIÓN:

1. Lava bien las espinacas y la pera.
2. Introduce todos los ingredientes en un extractor lento.
3. Sirve y disfruta.

## BENEFICIOS:

Este jugo es rico en antioxidantes y fibra que mejoran la salud digestiva y promueven el bienestar emocional al mantener el eje intestino-cerebro equilibrado.

# Batido relajante de arándanos y lavanda

## INGREDIENTES:

- ½ taza de arándanos frescos
- ½ taza de fresas
- 1 cdta. de extracto de lavanda (o una ramita de lavanda fresca)
- 1 taza de agua de coco
- el jugo de ½ limón

## PREPARACIÓN:

1. Lava bien los arándanos y las fresas.
2. Coloca todos los ingredientes en la licuadora y bate bien.
3. Sirve inmediatamente.

### BENEFICIOS:

La lavanda tiene propiedades relajantes que ayudan a reducir el estrés y la ansiedad, mientras que los arándanos aportan antioxidantes que mejoran la función cerebral.

La energía es esencial para enfrentar el día a día con vitalidad y mantener una sensación de bienestar constante. Sin embargo, el cansancio, el estrés y una alimentación desequilibrada pueden hacer que los niveles de energía fluctúen o disminuyan, afectando a nuestro rendimiento y ánimo. Para mantener la energía estable y sostenida es fundamental nutrir el cuerpo con alimentos ricos en vitaminas, minerales y antioxidantes que apoyen la función celular y optimicen el metabolismo.

Para mantener los niveles de energía estables, se recomienda consumir estos batidos 2 a 3 veces por semana, incorporándolos como parte de una alimentación equilibrada. Sin embargo, es importante tener en cuenta que las recetas que incluyen sustancias estimulantes, como el té o la maca, pueden no ser adecuadas para personas que experimentan nerviosismo o tienen dificultad para dormir. Estos ingredientes pueden aumentar la energía, pero también pueden interferir con el sueño o causar un aumento de la ansiedad si se consumen en exceso.

En este apartado, te presento una selección de batidos y jugos formulados para revitalizarte de manera natural. Estas recetas incluyen ingredientes que mejoran la oxigenación de las células, favorecen la producción de energía y ayudan a combatir la fatiga. Incorporarlos a tu rutina puede ser una manera sencilla y deliciosa de mantenerte activo, concentrado y con una energía duradera durante todo el día.

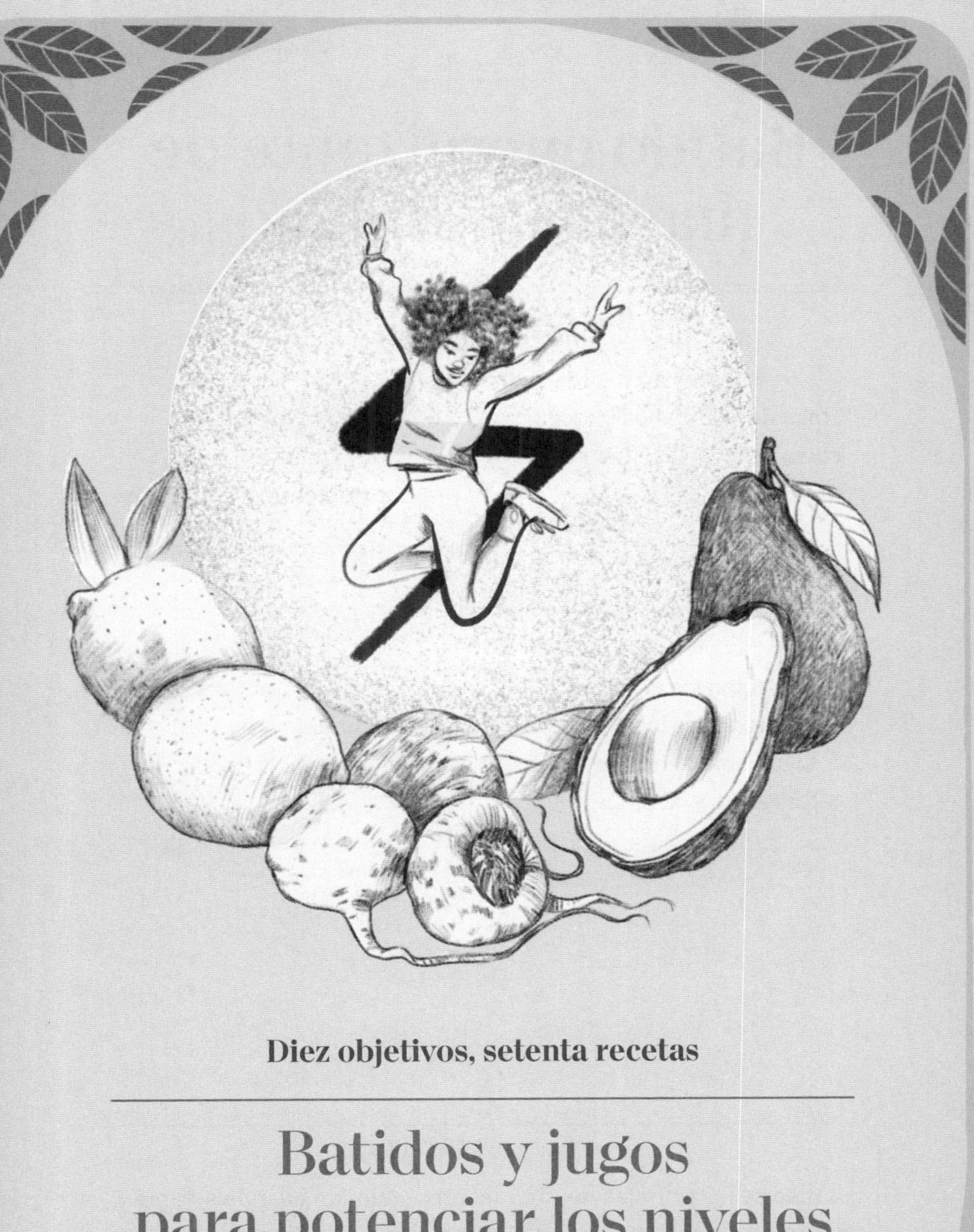

**Diez objetivos, setenta recetas**

# Batidos y jugos para potenciar los niveles de energía

# Batido energizante de maca y arándanos

## INGREDIENTES:

- ½ taza de arándanos frescos
- ½ taza de leche de almendras (sin azúcar)
- 1 cdta. de polvo de maca
- ½ plátano maduro
- 1 cdta. de semillas de cáñamo

## PREPARACIÓN:

1. Lava bien los arándanos.
2. Coloca todos los ingredientes en la licuadora.
3. Licúa hasta obtener una mezcla suave.
4. Sirve frío y disfruta.

## BENEFICIOS:

La maca y las semillas de cáñamo proporcionan energía estable y ayudan a equilibrar los niveles hormonales, mientras que los arándanos aportan antioxidantes esenciales. Esta combinación proporciona una fuente de energía estable y duradera, ideal para mantenerte activo y concentrado a lo largo del día. Además, ayuda a equilibrar los niveles hormonales, evitando los picos de energía y favoreciendo un estado de bienestar sostenido.

# Jugo revitalizante de remolacha y zanahoria

INGREDIENTES:

- 1 remolacha pequeña (pelada)
- 2 zanahorias medianas
- 1 manzana verde
- el jugo de ½ lima

PREPARACIÓN:

1. Pela la remolacha y la zanahoria, y trocéalas.
2. Introduce todos los ingredientes en un extractor lento.
3. Sirve inmediatamente y disfruta.

BENEFICIOS:

Este jugo es una bomba de energía natural que aumenta la oxigenación y el flujo sanguíneo gracias a la remolacha y las zanahorias. La combinación de ingredientes de este jugo logra incrementar la oxigenación y mejorar el flujo sanguíneo, al tiempo que aporta un impulso energético a nivel celular. En conjunto, contribuye a mejorar la concentración y el rendimiento, proporcionando un efecto vigorizante.

# Batido verde estimulante de té matcha y kiwi

## INGREDIENTES:

- 1 cdta. de polvo de matcha
- 1 kiwi (pelado)
- 1 taza de espinacas frescas
- el jugo de ½ lima
- 1 taza de agua de coco
- 1 cdta. de polvo de cordyceps

## PREPARACIÓN:

1. Pela el kiwi y córtalo en trozos.
2. Ponlo en la licuadora y coloca el resto de los ingredientes y licúa hasta obtener una mezcla suave.
3. Beber tan pronto como sea posible.

* Se recomienda consumirlo por la mañana o, como tarde, después de comer, ya que contiene matcha, lo cual puede influir en el descanso si se toma en horas avanzadas del día.

## BENEFICIOS:

El matcha proporciona un impulso de energía duradero sin provocar picos de ansiedad, mientras que el kiwi y las espinacas aportan vitaminas y minerales esenciales para combatir la fatiga. Además, el cordyceps contribuye a mantener la energía de forma equilibrada y sostenida.

# Batido vitalizante de cacao y mantequilla de almendras

## INGREDIENTES:

- 1 taza de leche de almendras (sin azúcar)
- 1 cda. de mantequilla de almendras
- 1 cda. de cacao en polvo puro (sin azúcar)
- ½ cdta. de maca en polvo
- ½ plátano congelado

## PREPARACIÓN:

1. Coloca todos los ingredientes en la licuadora.
2. Mezcla bien hasta obtener una textura cremosa.
3. Sirve frío y disfruta.

### BENEFICIOS:

La maca y el cacao estimulan la energía y el estado de ánimo, mientras que la mantequilla de almendras proporciona grasas saludables que mantienen los niveles de energía altos durante horas.

# Licuado energético

INGREDIENTES:

- 1 cda. de ghee (mantequilla clarificada)
- 1 trozo de jengibre fresco
- ½ taza de zanahoria
- ½ taza de agua de coco
- el jugo de ½ limón
- hielo al gusto

PREPARACIÓN:

1. Licúa la zanahoria, el agua de coco, el jengibre y el jugo de limón.
2. Agrega el ghee y mezcla bien.
3. Sirve con hielo y disfruta de un chute energético lleno de grasas saludables.

BENEFICIOS:

Este jugo es un verdadero impulso energético gracias al ghee, que es una grasa saludable y fácilmente digerible, combinada con el poder estimulante del jengibre. La zanahoria y el limón aportan vitaminas y antioxidantes, mientras que el agua de coco te mantiene hidratado.

# Chupito energético grande de jengibre, limón y cúrcuma

## INGREDIENTES:

- 1 trozo de jengibre fresco (de 4-5 cm aprox.)
- 1 limón entero (pelado)
- 1 cdta. de cúrcuma fresca o en polvo
- una pizca generosa de pimienta negra

## PREPARACIÓN:

1. Introduce todos los ingredientes en el extractor lento.
2. Mezcla bien el resultado y sirve en un vaso más grande.
3. Consume de inmediato para aprovechar al máximo sus efectos energéticos.

## BENEFICIOS:

Este chupito energético de mayor tamaño es perfecto para quienes buscan una dosis extra de energía natural. El jengibre y la cúrcuma no solo mejoran la circulación y aumentan la vitalidad, sino que también ayudan a reducir la inflamación y mejorar la concentración. La piperina, el compuesto activo de la pimienta negra, mejora significativamente la absorción de la curcumina hasta en un 2.000 por ciento, ya que esta por sí sola tiene una biodisponibilidad baja. En definitiva, este batido es una explosión de energía que te mantendrá activo.

# Licuado posentreno de espirulina, maca y espinacas

## INGREDIENTES:

- 1 cdta. de espirulina en polvo
- 1 cdta. de polvo de maca
- 1 taza de espinacas frescas
- ½ aguacate maduro
- ½ taza de leche de almendras (sin azúcar)
- ½ taza de agua de coco

## PREPARACIÓN:

1. Coloca todos los ingredientes en la licuadora.
2. Mezcla hasta obtener una textura suave y cremosa.
3. Sirve frío y consume de inmediato.

## BENEFICIOS:

Este licuado es perfecto para combatir la fatiga crónica intensa gracias a la espirulina, que proporciona nutrientes esenciales para mejorar la energía celular, y la maca, que ayuda a aumentar la resistencia física y a equilibrar el sistema hormonal. El aguacate y las espinacas aportan grasas saludables y minerales, como el magnesio y el hierro, que son clave para combatir la fatiga y mantener niveles de energía estables a lo largo del día.

# Chupito de remolacha y jengibre para la concentración

## INGREDIENTES:

- ½ remolacha pequeña (pelada)
- 1 rodaja pequeña de jengibre fresco (de 1 cm aprox.)
- el jugo de ½ lima
- 1 manzana

## PREPARACIÓN:

1. Pela la remolacha y el jengibre.
2. Introduce la remolacha, el jengibre y la manzana en el extractor lento.
3. Añade el jugo de lima al final.
4. Sirve en un vaso pequeño y consume de inmediato.

### BENEFICIOS:

Este chupito de remolacha es perfecto para mejorar la concentración y el enfoque gracias a su capacidad para aumentar el flujo sanguíneo al cerebro. El jengibre proporciona un estímulo energético adicional, mientras que la lima refresca y ayuda a la desintoxicación, dejando la mente clara y alerta.

El dolor y la inflamación son respuestas naturales del cuerpo, pero, cuando se vuelven crónicos, pueden afectar seriamente a la calidad de vida y limitar nuestras actividades diarias. La inflamación persistente está relacionada con problemas articulares, musculares y enfermedades inflamatorias, que generan malestar y dificultan el bienestar físico. Combatir la inflamación de manera natural es posible a través de la alimentación, incorporando ingredientes con propiedades antiinflamatorias y antioxidantes.

Consume un vaso al día durante un mes para que las propiedades antiinflamatorias de estos batidos surtan efecto. Aunque son jugos seguros, algunos ingredientes como la cúrcuma son anticoagulantes leves. Si tomas anticoagulantes o tiene problemas de coagulación, consulta con un profesional antes de incluirlos en tu dieta diaria.

En este apartado aprenderás a preparar una serie de batidos y jugos específicamente diseñados para ayudar a reducir la inflamación y aliviar el dolor de manera natural. Estas recetas combinan ingredientes que no solo calman las zonas inflamadas, sino que también ayudan a desintoxicar el organismo, promover la recuperación y fortalecer las defensas del cuerpo. Incorporarlos a tu día a día puede marcar la diferencia en cómo te sientes, brindándote alivio y una sensación de bienestar integral. Pruébalos y verás cómo mejoras.

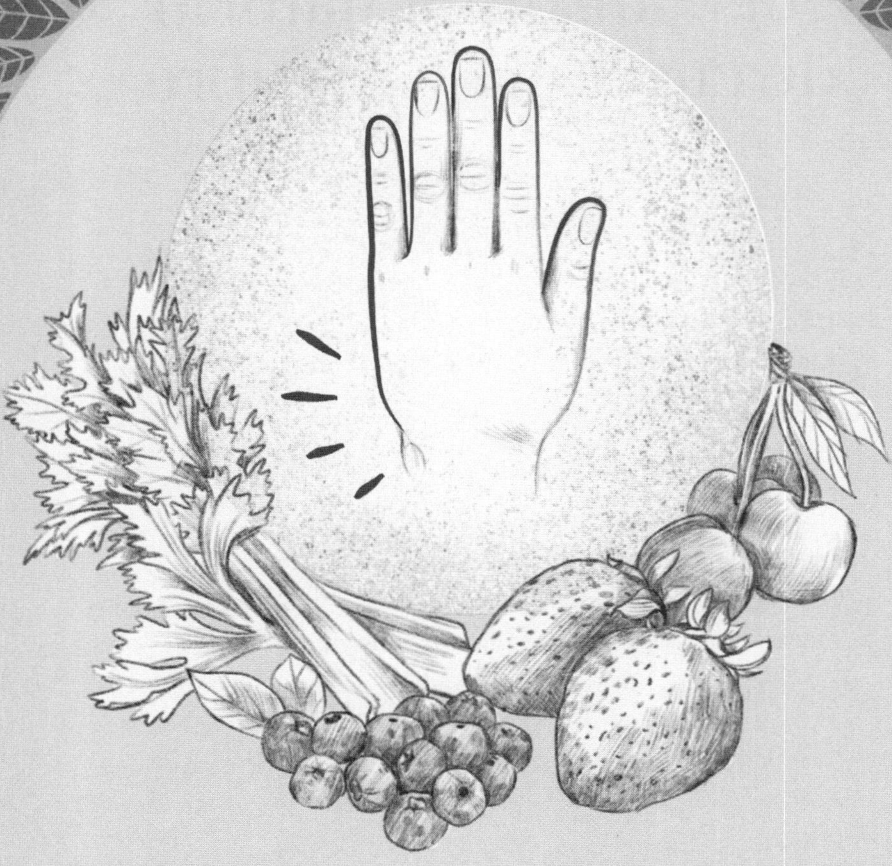

Diez objetivos, setenta recetas

# Batidos y jugos para aliviar el dolor y la inflamación

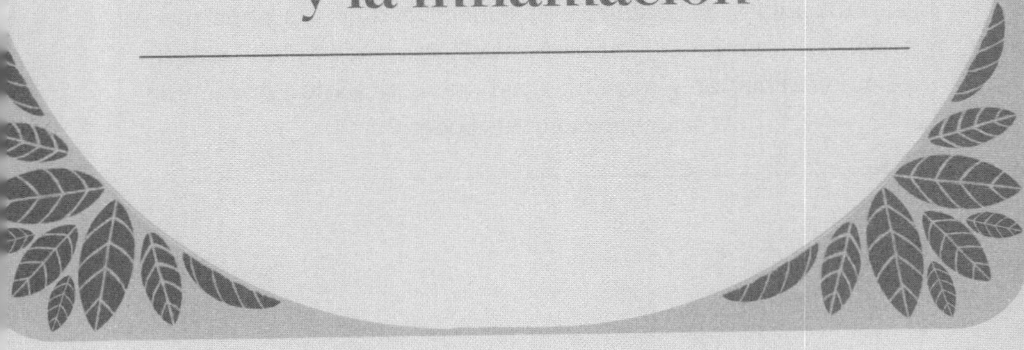

# Jugo antiinflamatorio de cúrcuma y jengibre

## INGREDIENTES:

- 1 rodaja de cúrcuma fresca o ½ cdta. de cúrcuma en polvo
- 1 lámina de jengibre fresco
- 3 zanahorias medianas (peladas)
- el jugo de ½ limón

## PREPARACIÓN:

1. Pela las zanahorias y córtalas en trozos.
2. Colócalas junto con todos los ingredientes en el extractor lento y mezcla bien. Sirve de inmediato, y ¡a disfrutar!

## BENEFICIOS:

La cúrcuma y el jengibre son conocidos por sus poderosas propiedades antiinflamatorias y analgésicas, que ayudan a reducir el dolor articular y muscular, así que este batido posee una combinación muy poderosa.

# Jugo articular de apio y manzana verde

## INGREDIENTES:

- 3 tallos de apio
- 1 manzana verde
- ½ pepino (pelado)
- el jugo de ½ lima
- 1 rodaja de jengibre fresco

## PREPARACIÓN:

1. Lava bien los ingredientes y córtalos en trozos pequeños.
2. Introdúcelos en el extractor lento.
3. Sirve frío de inmediato y disfruta.

### BENEFICIOS:

El apio es un diurético natural que ayuda a reducir la retención de líquidos en las articulaciones, mientras que la manzana verde y el pepino son ricos en antioxidantes y proporcionan alivio del dolor articular. El plátano, en combinación con las cerezas y la espirulina, aporta una dosis extra de magnesio y potasio, minerales esenciales para la relajación muscular y la recuperación después del ejercicio. ¡Una mezcla ganadora!

# Batido antiinflamatorio de frutos rojos y linaza

## INGREDIENTES:

- ½ taza de fresas
- ½ taza de arándanos
- 1 cda. de semillas de lino molidas
- 1 taza de leche de almendras (sin azúcar)

## PREPARACIÓN:

1. Lava las frutas y colócalas en la licuadora junto con los demás ingredientes.
2. Mezcla hasta obtener una textura homogénea.
3. Sirve frío.

### BENEFICIOS:

Tanto las semillas como los frutos rojos son ricos en antioxidantes, que protegen las células del daño oxidativo y reducen la inflamación en las articulaciones, ayudando a aliviar posibles molestias. Además, las semillas de lino aportan ácidos grasos omega-3, esenciales para combatir la degeneración crónica y apoyar la salud cardiovascular.

# Batido suave de papaya y cúrcuma

## INGREDIENTES:

- ½ taza de papaya
- ½ taza de piña
- 1 trozo de cúrcuma fresca o 2 cdas. de cúrcuma en polvo
- 1 cdta. de endulzante (opcional)
- 1 taza de agua de coco

## PREPARACIÓN:

1. Pela y corta la papaya y la piña en trozos.
2. Coloca todos los ingredientes en la licuadora y mezcla bien.
3. Sirve frío.

### BENEFICIOS:

La papaya y la piña son ricas en enzimas digestivas que también tienen propiedades antiinflamatorias, y la cúrcuma actúa como un potente reductor del dolor y la inflamación. Se trata, pues, de una combinación perfecta para esos días en los que te sientas pesado o dolorido.

# Chupito de «ibuprofeno natural»

## INGREDIENTES:

- 1 lámina de jengibre fresco (de 3 cm aprox.)
- 1 rodaja de cúrcuma fresca (de 3 cm aprox.) o ½ cdta. de cúrcuma en polvo
- ¼ de taza de piña fresca (troceada)
- el jugo de ½ limón
- una pizca de pimienta negra (para potenciar la cúrcuma)

## PREPARACIÓN:

1. Introduce el jengibre, la cúrcuma y la piña en el extractor lento.
2. Añade el jugo de limón y una pizca de pimienta negra.
3. Sirve en un vaso pequeño y toma de inmediato.

## BENEFICIOS:

Este chupito de «ibuprofeno natural» es una combinación poderosa de ingredientes antiinflamatorios naturales que funcionan como un analgésico. La bromelina presente en la piña, junto con el jengibre y la cúrcuma, ayuda a aliviar el dolor y la inflamación sin efectos secundarios, lo que lo convierte en una excelente alternativa natural para quienes buscan reducir el dolor.

# Batido relajante de cereza y espirulina

## INGREDIENTES:

- ½ taza de cerezas frescas (deshuesadas)
- ½ plátano maduro
- 1 cdta. de espirulina en polvo
- 1 taza de agua de coco
- 1 cdta. de semillas de lino molidas

## PREPARACIÓN:

1. Lava las cerezas y corta el plátano en trozos.
2. Coloca todos los ingredientes en la licuadora y mezcla hasta obtener una textura suave.
3. Sirve frío.

## BENEFICIOS:

Las cerezas contienen antocianinas, un potente antioxidante y antiinflamatorio que ayuda a reducir el dolor muscular y articular, mientras que la espirulina combate la inflamación crónica.

La piel es nuestro órgano más visible y también uno de los que más refleja el estado de nuestra salud general. Mantenerla saludable y radiante no depende solo de cuidados externos, sino que empieza desde el interior, a través de la nutrición. Los batidos y los jugos ricos en antioxidantes, vitaminas y minerales esenciales son grandes aliados para proteger la piel del daño oxidativo, mejorar su elasticidad y promover una apariencia joven y luminosa.

La clave en este caso es la constancia. Consume un vaso diario durante al menos cuatro o seis semanas para obtener resultados óptimos. Si bien estos jugos son seguros, el consumo de ciertos ingredientes con alto contenido en vitamina A, como la zanahoria, podría producir una ligera coloración en la piel, por lo que es preferible no exceder la cantidad recomendada.

En este apartado, descubrirás recetas que aportan nutrientes específicos para alimentar la piel desde dentro. Cada batido y jugo está formulado con ingredientes que ayudan a hidratar, regenerar y proteger la piel, proporcionando un brillo natural y una barrera sólida frente a factores ambientales. Incorporarlos a tu rutina diaria es una manera deliciosa y efectiva de cuidar de tu piel y mantenerla en su mejor versión.

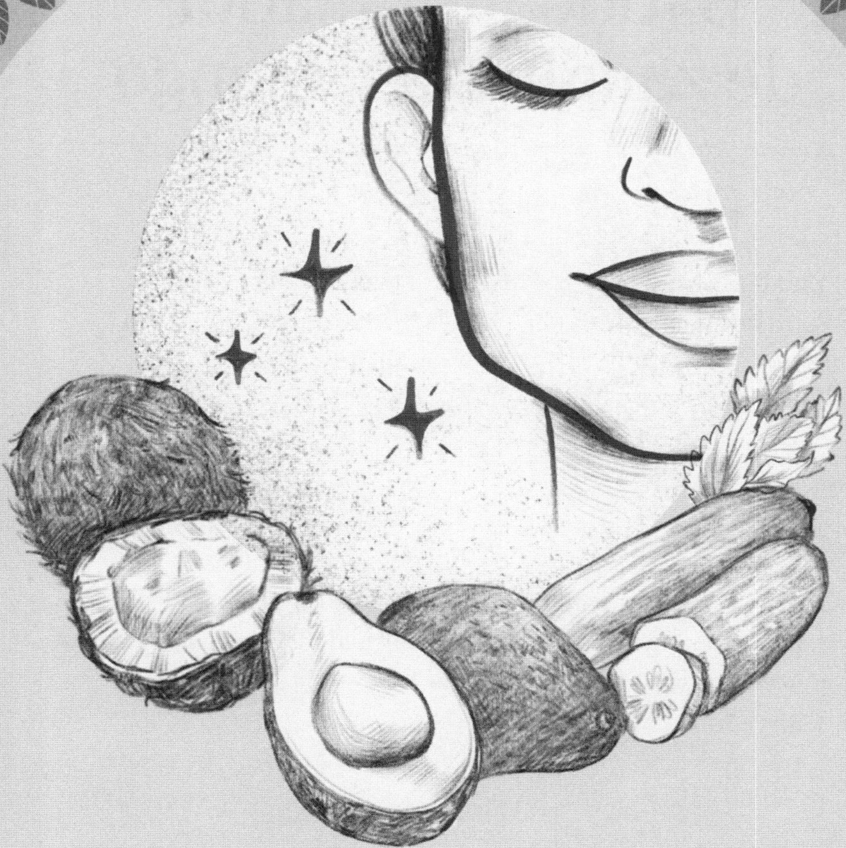

**Diez objetivos, setenta recetas**

# Batidos y jugos para cuidar desde dentro la piel

# Batido iluminador de zanahoria y mango

## INGREDIENTES:

- 1 zanahoria mediana
- ½ taza de mango fresco (en trozos)
- el jugo de ½ limón
- 1 taza de agua de coco
- ½ cdta. de jengibre fresco rallado

## PREPARACIÓN:

1. Lava y pela la zanahoria y corta el mango en trozos.
2. Coloca los cinco ingredientes en la licuadora y mezcla hasta obtener una textura suave.
3. Sirve frío.

### BENEFICIOS:

La zanahoria es rica en betacarotenos, que promueven una piel luminosa y protegen contra el daño solar, mientras que el mango aporta antioxidantes esenciales para la regeneración celular. Tanto el jengibre como el limón potencian estos beneficios. El primero añade propiedades antioxidantes y mejora la circulación, favoreciendo una piel más luminosa. El segundo, rico en vitamina C, impulsa la producción de colágeno, ayudando a la firmeza y elasticidad de la piel y potenciando la regeneración celular.

# Batido hidratante de pepino y melón

## INGREDIENTES:

- ½ pepino
- 1 taza de melón cantalupo
- 1 cdta. de semillas de chía (remojadas previamente durante 10 min)
- ½ taza de agua de coco

## PREPARACIÓN:

1. Pela el pepino y corta el melón en trozos pequeños.
2. Coloca todos los ingredientes en la licuadora y mezcla bien.
3. Sirve frío.

### BENEFICIOS:

El pepino y el melón son hidratantes naturales que ayudan a mantener la piel fresca y radiante, mientras que las semillas de chía aportan ácidos grasos omega-3 que favorecen la elasticidad de la piel.

# Batido piel radiante

## INGREDIENTES:

- 1 zanahoria mediana (pelada y troceada)
- 1 taza de espinacas frescas
- ½ manzana verde
- 1 cdta. de aceite de coco (virgen extra)
- ½ taza de agua de coco
- ¼ de aguacate maduro

## PREPARACIÓN:

1. Coloca todos los ingredientes en la licuadora y mezcla bien.
2. Sírvelo fresco.

## BENEFICIOS:

Este licuado ayuda a nutrir la piel desde dentro, proporcionando una fuente rica en betacarotenos (vitamina A), que promueven la regeneración celular y mejoran la elasticidad de la piel, actuando como un retinol natural.

Los betacarotenos provienen principalmente de la zanahoria y también están en las espinacas, que además aportan antioxidantes y vitamina C para proteger y reafirmar la piel. La manzana verde, rica también en vitamina C y ácido málico, ayuda a iluminar y renovar la piel, mientras que el aguacate hidrata en profundidad gracias a sus ácidos grasos y vitamina E, que mejoran la elasticidad.

# Batido nutritivo para piel seca

## INGREDIENTES:

- ½ aguacate maduro
- ½ taza de leche de coco (sin azúcar)
- 1 cda. de semillas de lino (remojadas previamente durante 10 min)

## PREPARACIÓN:

1. Pela el aguacate y córtalo en trozos.
2. Coloca todos los ingredientes en la licuadora y mezcla bien hasta obtener una textura suave.
3. Sirve frío y consume de inmediato.

## BENEFICIOS:

Este batido es una fuente de nutrición intensa que trabaja desde dentro para mejorar la salud y la apariencia de la piel. El aguacate aporta grasas saludables y antioxidantes que nutren profundamente y ayudan a mantener la piel suave, elástica y protegida. Además, la leche de coco proporciona una hidratación duradera, restaurando la barrera natural de la piel y, combinada con las semillas de lino (ricas en ácidos grasos omega-3), dan como resultado una piel saludable y un efecto de buena cara.

# Batido regulador de pepino y piña para piel grasa

INGREDIENTES:

- ½ pepino
- ½ taza de piña fresca
- ½ manzana verde
- el jugo de ½ limón
- 1 taza de agua de coco
- 1 cdta. de semillas de chía (remojadas previamente durante 10 min)

PREPARACIÓN:

1. Pela el pepino y corta la piña y la manzana (lavada) en trozos.
2. Coloca todos los ingredientes en la licuadora y mezcla bien hasta obtener una textura suave.
3. Sirve frío y consume de inmediato.

BENEFICIOS:

Este batido regulador es ideal para personas con piel grasa, ya que contiene ingredientes que hidratan sin aportar grasas adicionales, regulan la producción de sebo y mejoran la apariencia de la piel.

# Jugo piel de seda

## INGREDIENTES:

- ½ pepino (pelado)
- ½ manzana verde
- un trozo de pulpa de aloe vera
- el jugo de ½ limón
- 1 ramita de menta fresca (opcional, para un toque refrescante)

## PREPARACIÓN:

1. Pela el pepino y corta la manzana.
2. Extrae el gel de aloe vera fresco. Lava cuidadosamente la penca de aloe antes de retirar la piel con un cuchillo. Una vez expuesta la pulpa-gelatina, raspa el gel evitando la savia amarilla y guárdalo en un recipiente limpio para su uso.
3. Coloca todos los ingredientes en el extractor lento.
4. Puedes agregarle hielo si prefieres un efecto fresco, y ¡listo para disfrutar!

## BENEFICIOS:

Este jugo es ideal para mejorar la textura y la luminosidad de la piel. El pepino hidrata en profundidad, mientras que el aloe vera regenera y calma. La manzana verde y el limón proporcionan antioxidantes y vitamina C, esenciales para combatir el envejecimiento y mantener una piel firme y saludable. La combinación de estos ingredientes ayuda a mejorar el tono, la elasticidad y la hidratación de la piel desde dentro.

# Licuado «radiance»

## INGREDIENTES:

- ½ aguacate maduro
- 1 taza de espinacas frescas
- ½ taza de mango
- 1 cdta. de semillas de lino (remojadas previamente durante 10 min)
- ½ taza de leche de coco (sin azúcar)

## PREPARACIÓN:

1. Trocea el mango y lava las espinacas. Haz lo mismo con el aguacate.
2. Vuélcalo junto con todos los ingredientes en la licuadora.
3. Mezcla bien hasta obtener una textura suave y cremosa.
4. Sirve frío y disfruta de inmediato.

### BENEFICIOS:

Este licuado está diseñado para nutrir y mejorar la elasticidad y el tono de la piel. El aguacate aporta grasas saludables y vitamina E, mientras que las espinacas y el mango proporcionan antioxidantes que combaten los radicales libres y mejoran la firmeza y la regeneración celular. Las semillas de lino añaden omega-3, que reduce la inflamación y mantiene una piel suave y flexible.

# Batido de fresas y kiwi para tratar manchas

INGREDIENTES:

- ½ taza de fresas frescas
- 1 kiwi (pelado)
- el jugo de ½ limón
- ½ taza de agua de coco
- 1 cdta. de semillas de lino molidas

PREPARACIÓN:

1. Lava bien las fresas y pela el kiwi. Trocea estas frutas.
2. Coloca todos los ingredientes en la licuadora y mezcla hasta obtener una textura suave.
3. Sirve frío y consume de inmediato.

BENEFICIOS:

Las fresas y el kiwi son ricos en vitamina C, un antioxidante que ayuda a reducir las manchas oscuras y promueve la producción de colágeno, y las semillas de lino aportan omega-3, que calma la inflamación y regenera las células de la piel.

El equilibrio hormonal es fundamental para el bienestar general, dado que afecta a múltiples parcelas vitales, desde los niveles de energía y el estado de ánimo hasta la salud de la piel y el sistema reproductivo. Las hormonas juegan un papel esencial en numerosos procesos del cuerpo, y mantener su equilibrio puede cambiar por completo cómo nos sentimos día a día. Sin embargo, el estrés, una alimentación inadecuada y los cambios naturales del cuerpo pueden alterar este balance.

Para apoyar el equilibrio hormonal, se recomienda consumir estos batidos de 2 a 3 veces por semana como parte de una dieta equilibrada. Estos batidos pueden ser muy beneficiosos para la regulación hormonal, pero es importante tener en cuenta que algunos ingredientes, como la maca, pueden tener un efecto estimulante. Si estás pasando por momentos de alto estrés o tienes problemas para dormir, es mejor moderarlos o evitarlos, ya que pueden afectar tu bienestar general.

En este apartado descubrirás batidos y jugos diseñados para apoyar la salud hormonal de manera natural, utilizando ingredientes ricos en nutrientes que favorecen la regulación hormonal y ayudan a aliviar síntomas como la fatiga, los cambios de humor y las molestias relacionadas con el ciclo hormonal. Estas recetas son una forma deliciosa de nutrir tu cuerpo y apoyar tu salud hormonal, promoviendo un equilibrio integral y un bienestar duradero.

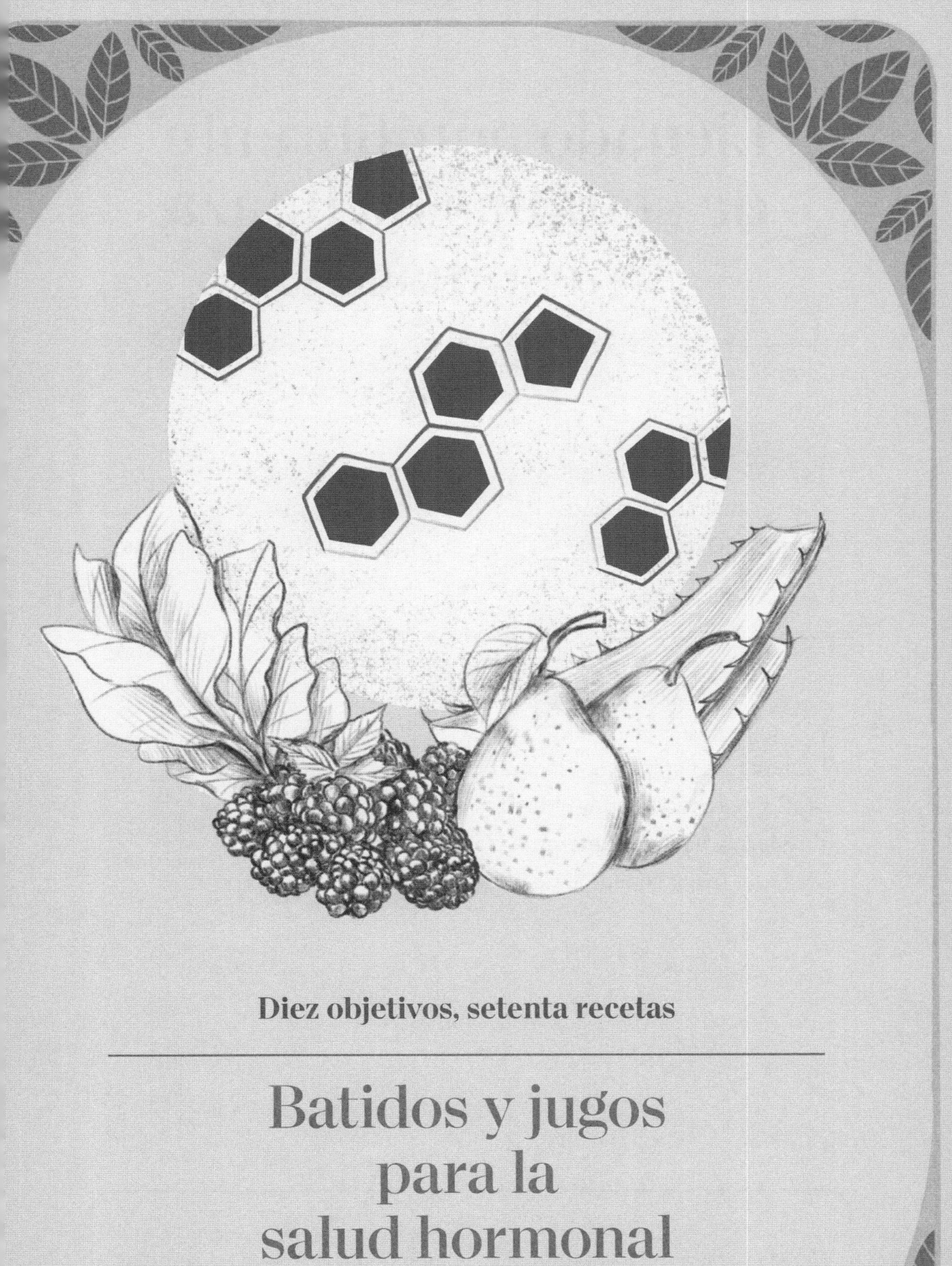

Diez objetivos, setenta recetas

# Batidos y jugos para la salud hormonal

# Licuado equilibrante de semillas de linaza y espinacas

## INGREDIENTES:

- 1 cda. de semillas de linaza (remojadas previamente durante 10 min)
- 1 taza de espinacas frescas
- ½ manzana verde
- ½ aguacate maduro
- 1 taza de leche de almendras (sin azúcar)

## PREPARACIÓN:

1. Lava las espinacas y la manzana, y trocea esta última.
2. Coloca todos los ingredientes en la licuadora.
3. Mezcla hasta obtener una textura suave.
4. Sirve frío y consume de inmediato.

### BENEFICIOS:

Este licuado ayuda a regular el ciclo menstrual gracias a las semillas de linaza, que aportan fitoestrógenos naturales. Las espinacas y el aguacate proporcionan minerales clave que favorecen la función hormonal y la salud reproductiva.

# Batido «modo menstrual»

INGREDIENTES:

- 1 cdta. de polvo de maca
- 1 cda. de cacao en polvo puro (sin azúcar)
- ½ plátano maduro
- 1 cda. de semillas de chía (remojadas previamente durante 10 min)
- 1 taza de leche de coco (sin azúcar)

PREPARACIÓN:

1. Coloca todos los ingredientes en la licuadora.
2. Mezcla bien hasta obtener una textura cremosa.
3. Sirve frío y consume de inmediato.

BENEFICIOS:

La maca es un adaptógeno excelente para equilibrar las hormonas y mejorar el bienestar general del ciclo menstrual. El cacao, rico en magnesio, ayuda a reducir los síntomas premenstruales, como los cambios de humor y la fatiga.

# Jugo détox hormonal de pepino y limón

## INGREDIENTES:

- ½ pepino
- el jugo de ½ limón
- 1 taza de agua de coco
- 1 cdta. de polvo de maca
- 1 cdta. de jengibre fresco rallado

## PREPARACIÓN:

1. Pela y corta el pepino.
2. Pasa el pepino por el extractor lento y agrega el jugo de limón.
3. Añade el agua de coco, la maca y, por último, el jengibre rallado para decorar, y ya está listo para servir.

### BENEFICIOS:

La maca es un adaptógeno natural conocido por su capacidad para apoyar el equilibrio hormonal, además, ayuda a regular la producción de hormonas y a adaptarse a situaciones de estrés; el pepino es altamente hidratante y rico en antioxidantes, lo que elimina toxinas del cuerpo y mantiene un ambiente celular óptimo para la regulación hormonal.

# Batido para el equilibrio hormonal de granada y almendras

## INGREDIENTES:

- 1 taza y ½ de semillas de granada
- 1 cda. de mantequilla de almendras
- ½ taza de leche de almendras (sin azúcar)
- 1 cdta. de canela en polvo

## PREPARACIÓN:

1. Coloca todos los ingredientes en la licuadora y mezcla hasta obtener una textura suave.
2. Sirve frío y disfruta.

## BENEFICIOS:

Este licuado es ideal para mujeres que buscan equilibrar sus niveles de estrógenos de forma natural, gracias a los fitoestrógenos de la granada. Las almendras aportan grasas saludables y nutrientes clave para mejorar la salud hormonal y promover un ciclo hormonal equilibrado.

# Batido confort premenstrual

## INGREDIENTES:

- ½ plátano maduro
- 1 taza de espinacas frescas
- 1 cda. de semillas de chía (remojadas previamente durante 10 min)
- 1 cda. de cacao puro (sin azúcar)
- ½ taza de leche de almendras (sin azúcar)
- ½ cdta. de extracto de caléndula

## PREPARACIÓN:

1. Pela el plátano y trocéalo.
2. Colócalo junto con el resto de los ingredientes en la licuadora.
3. Mezcla hasta obtener una textura suave y cremosa.
4. Sirve frío y consume de inmediato.

### BENEFICIOS:

Este licuado es perfecto para aliviar los síntomas del síndrome premenstrual. El magnesio de las espinacas y el cacao ayuda a reducir los calambres, mejorar el estado de ánimo y combatir la fatiga. Las semillas de chía proporcionan omega-3, que reducen la inflamación y alivian los síntomas como la hinchazón y el malestar. La caléndula es un excelente fitoestrógeno.

# Batido para los sofocos

## INGREDIENTES:

- ¼ de taza de gel de aloe vera fresco (sin la piel)
- 1 pera madura
- 1 cdta. de polvo de reishi (hongo adaptógeno)
- ½ cdta. de raíz de maca en polvo
- ½ taza de agua de coco

## PREPARACIÓN:

1. Extrae el gel de aloe vera, comprobando que retiras cualquier resto de la piel exterior. Luego mantén la hoja de aloe vera en vertical y hacia abajo durante unos minutos para obtener la aloína.
2. Pela y corta la pera.
3. Coloca todos los ingredientes en la licuadora.
4. Mezcla hasta obtener una textura suave y cremosa.

## BENEFICIOS:

Este licuado es ideal para mujeres que buscan equilibrar sus niveles de estrógenos de forma natural, gracias a los fitoestrógenos de la granada. Las almendras aportan grasas saludables y nutrientes clave para mejorar la salud hormonal y promover un ciclo hormonal equilibrado.

El hígado es uno de los órganos más importantes para la salud, encargado de filtrar toxinas, metabolizar nutrientes y apoyar la digestión. Mantener el hígado en buen estado es esencial para que nuestro organismo funcione de manera óptima, especialmente en un mundo donde la exposición a toxinas y el estrés pueden afectar a su rendimiento. A través de una nutrición adecuada, es posible fortalecer la función hepática y ayudar a desintoxicar el cuerpo de manera natural.

Recomiendo consumir los jugos y batidos que te propongo a continuación de 2 a 3 veces por semana, como parte de una dieta equilibrada. Son ideales para promover la desintoxicación y mejorar la función hepática. Sin embargo, algunos ingredientes como el jengibre o el ajo deben consumirse con moderación si tienes problemas digestivos como acidez, úlceras gástricas o síndrome del intestino irritable (SII), ya que pueden causar irritación o malestar. Además, el ajo y el jengibre pueden interactuar con medicamentos anticoagulantes como la warfarina o medicamentos para la hipertensión, por lo que es recomendable consultar con un profesional de la salud.

A continuación descubrirás jugos y batidos especialmente formulados para promover la salud hepática. Estas recetas incluyen ingredientes que ayudan a estimular el proceso de desintoxicación, proteger las células hepáticas y mejorar la digestión. Incorporarlos a tu rutina es una forma efectiva y deliciosa de cuidar de tu hígado, brindándole el apoyo necesario para que realice sus funciones de manera eficiente.

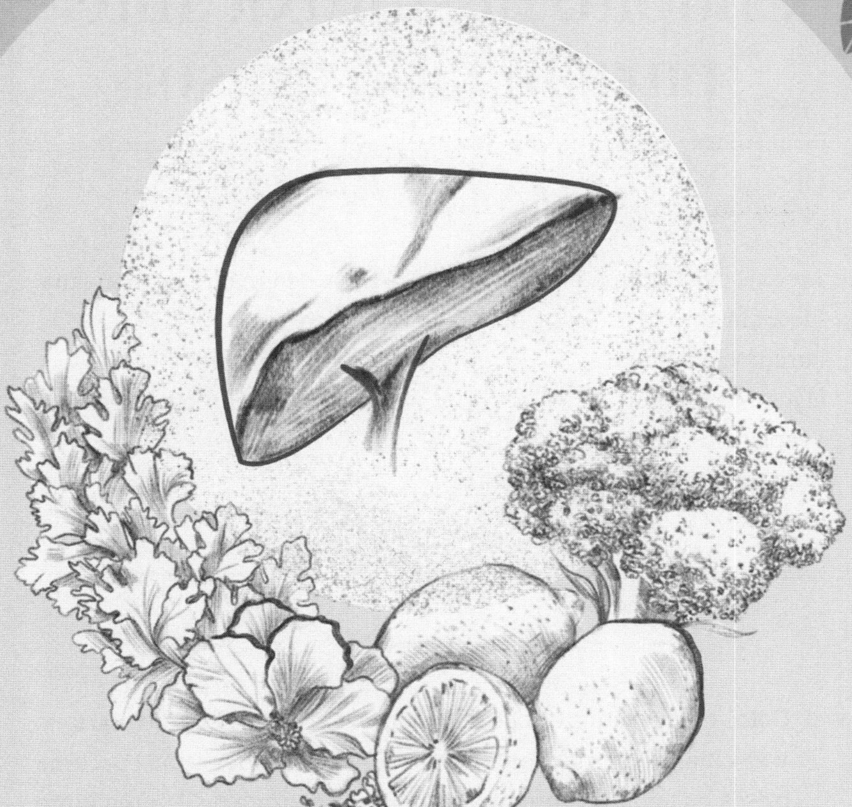

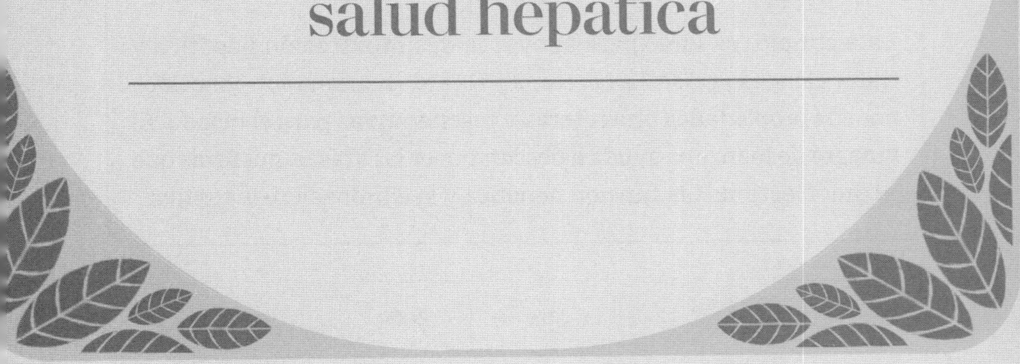

Diez objetivos, setenta recetas

# Jugos y batidos para la salud hepática

# Chupito desintoxicante para hígado graso

## INGREDIENTES:

- 1 rodaja de cúrcuma fresca (de 2 cm aprox.) o ½ cdta. de cúrcuma en polvo
- el jugo de ½ limón
- 1 cápsula de extracto de cardo mariano (puedes abrirla y usar el polvo)
- ½ cdta. de vinagre de manzana orgánico
- ¼ de taza de agua tibia
- una pizca de pimienta negra

## PREPARACIÓN:

1. Coloca la cúrcuma, el jugo de limón, el extracto de cardo mariano y el vinagre de manzana en un vaso. Si decides usar cúrcuma fresca en lugar de cúrcuma en polvo, asegúrate de licuarla junto con el resto de los ingredientes para que quede todo bien integrado
2. Añade el agua tibia y mezcla bien.
3. Agrega una pizca de pimienta negra para potenciar los efectos de la cúrcuma.
4. Bébete el chupito de inmediato, preferiblemente por la mañana en ayunas.

## BENEFICIOS:

Este chupito es ideal para apoyar la desintoxicación hepática y tratar el hígado graso. La cúrcuma y el cardo mariano son conocidos por sus propiedades protectoras y regenerativas para el hígado. El vinagre de manzana ayuda a descomponer las grasas, mientras que el limón estimula la función hepática y la eliminación de toxinas.

# Jugo depurativo de apio y perejil

## INGREDIENTES:

- 4 tallos de apio
- ½ manojo de perejil fresco
- 1 cda. de clorela

## PREPARACIÓN:

1. Lava bien los tallos de apio y el perejil.
2. Introduce ambos ingredientes en el extractor lento.
3. Añade la clorela, mezcla bien y sirve de inmediato.

### BENEFICIOS:

Este jugo simple pero efectivo es ideal para desintoxicar el cuerpo, ya que el apio y el perejil trabajan juntos para mejorar la función renal, eliminar el exceso de líquidos y apoyar la limpieza del hígado. Es una opción ligera y refrescante, perfecta para incluir en una rutina de desintoxicación.

# Jugo détox metilante

## INGREDIENTES:

- ½ taza de floretes de brócoli
- 2 tallos de apio
- 1 rodaja pequeña de jengibre fresco (de 2 cm aprox.)
- ¼ de pepino (pelado)
- ¼ de manzana verde
- el jugo de ½ lima

## PREPARACIÓN:

1. Lava bien los floretes de brócoli y los demás ingredientes.
2. Introdúcelos en el extractor lento.
3. Añade el jugo de lima al final.
4. Sirve y consume.

## BENEFICIOS:

Este jugo es excelente para apoyar el proceso de metilación hepática, por un lado, debido al contenido de sulforafano del brócoli, que favorece la salud hepática y la desintoxicación.¿Y qué es la metilación hepática? Pues, muy resumidamente, es un proceso que ocurre en el hígado y que ayuda al cuerpo a deshacerse de sustancias no deseadas. El hígado añade pequeñas moléculas llamadas grupos metilos a las toxinas, lo que facilita su eliminación del organismo. Este mecanismo es esencial para mantener el cuerpo limpio y funcionando correctamente. Por otro lado, el apio y el jengibre mejoran la digestión y ayudan a eliminar toxinas.

# Batido verde quelante

## INGREDIENTES:

- 1 taza de piña fresca (troceada)
- ½ taza de hojas de cilantro fresco
- ½ taza de agua de coco
- el jugo de ½ lima
- 1 cdta. de polvo de espirulina (opcional)

## PREPARACIÓN:

1. Coloca todos los ingredientes en la licuadora.
2. Mezcla hasta obtener una textura suave.
3. Sirve frío y disfruta de inmediato.

### BENEFICIOS:

Este batido toma su nombre, «quelante», de un proceso que ocurre en el hígado y que ayuda a activar y desactivar ciertas moléculas, permitiendo al cuerpo desintoxicar sustancias, procesar nutrientes y regular hormonas. Es el primer paso de la depuración. Por eso esta bebida es ideal para quienes buscan una desintoxicación completa, ayudando a eliminar metales pesados del cuerpo gracias al cilantro, y mejorando la función digestiva y hepática con la piña y la espirulina.

# Batido depurativo de pepino, apio y jengibre

## INGREDIENTES:

- ½ pepino
- 2 tallos de apio
- 1 rodaja pequeña de jengibre fresco (de 2 cm aprox.)
- ½ manzana verde
- ½ taza de agua fría
- 1 cda. de *wheatgrass* o hierba de trigo

## PREPARACIÓN:

1. Pela el pepino y trocéalo.
2. Vuélcalo junto con el resto de los ingredientes en la licuadora.
3. Mezcla bien hasta obtener una textura suave.
4. Sirve frío y disfruta.

## BENEFICIOS:

Este batido es ideal para eliminar toxinas del cuerpo, ya que combina el efecto diurético del pepino y el apio con las propiedades digestivas y antiinflamatorias del jengibre, apoyando una limpieza renal y hepática efectiva. El *wheatgrass* aporta clorofila, que ayuda a limpiar la sangre y mejora la función hepática para facilitar la eliminación de toxinas.

# Jugo regenerador hepático

## INGREDIENTES:

- ½ remolacha pequeña
- ½ taza de frambuesas frescas
- ¼ de taza de té de hibisco
- ½ taza de semillas de granada
- 1 cda. de polvo de raíz de bardana

## PREPARACIÓN:

1. Prepara el té de hibisco y enfríalo antes de seguir con la preparación.
2. Pela y corta la remolacha.
3. Coloca las frambuesas, la remolacha y las semillas de granada en la licuadora.
4. Añade el té de hibisco y el polvo de bardana, y mezcla bien.
5. ¡Listo para servir!

## BENEFICIOS:

Este jugo combina el hibisco y la raíz de bardana, dos potentes ingredientes desintoxicantes, con el poder regenerativo de la remolacha y las frambuesas. El té de hibisco aporta antioxidantes y compuestos que protegen el hígado del estrés oxidativo, mientras que la raíz de bardana apoya la purificación y mejora la función hepática. Además, la granada añade una capa extra de protección antioxidante.

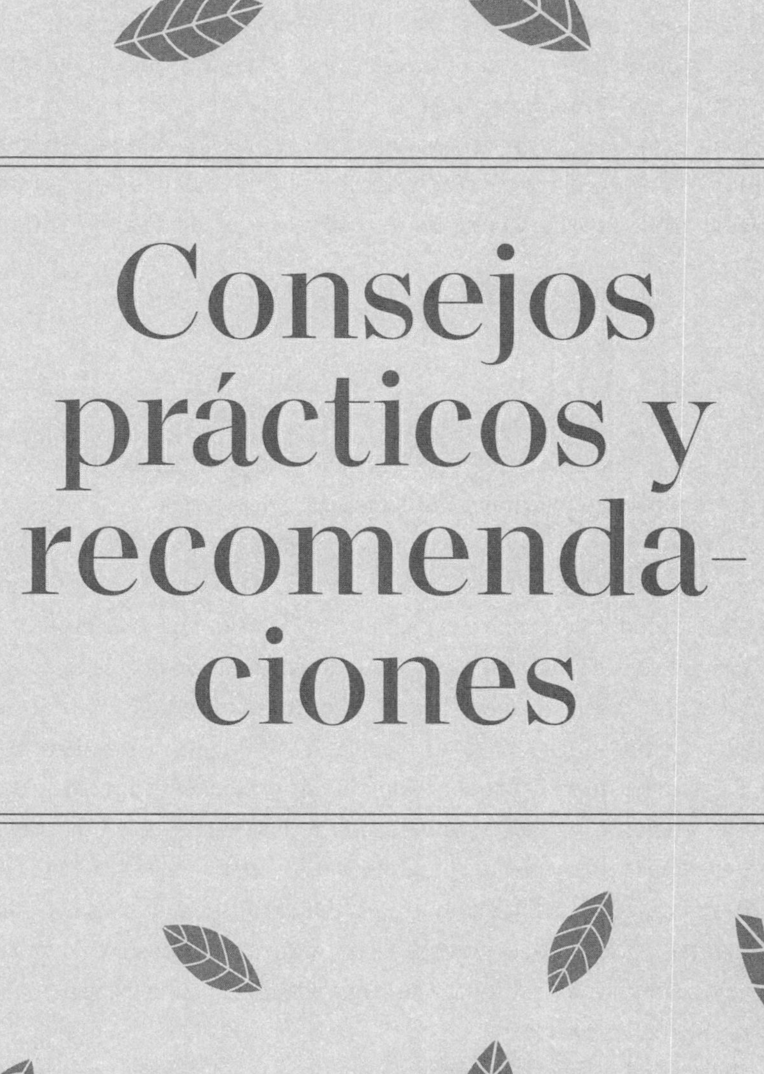

# Consejos prácticos y recomendaciones

# Preparación y almacenamiento

Cuando hablamos de batidos terapéuticos, no solo nos referimos a mezclar los ingredientes y licuarlos. Se trata de asegurar que cada bebida mantenga sus propiedades nutricionales y sea fácil de preparar en el día a día, para que integres sin esfuerzos este nuevo y saludable hábito. La planificación y el correcto almacenamiento son claves para aprovechar al máximo los beneficios de tus batidos, además de ahorrar tiempo y esfuerzo.

## Técnicas de preparación

Para lograr un batido equilibrado, delicioso y que mantenga sus nutrientes es importante seguir algunas sencillas indicaciones:

- Selecciona ingredientes frescos y de calidad: cuanto más frescos sean los ingredientes, mejor sabor y mayor valor nutricional tendrán tus batidos (seguro que esto te suena del capítulo donde tratamos los biofotones). Opta por frutas y verduras orgánicas cuando sea posible, y asegúrate de lavar bien cada ingrediente antes de usarlo.
- Prepara los ingredientes por adelantado: para hacer tu rutina diaria más eficiente, cuando vayas a preparar los ingredientes, haz raciones de más y así tendrás para otros días; corta las frutas y las verduras en porciones pequeñas. Puedes dividirlas en bolsas o recipientes y congelarlas quitando el máximo de aire posible, lo que no solo mantiene los nutrientes, sino que también facilita la preparación rápida de los batidos.
- Orden de los ingredientes en la licuadora: por norma general hay que agregar los líquidos primero (agua, agua de coco, leches vegetales, etcétera), seguidos de los ingredientes más blandos como las hojas verdes o el pepino y finalmente los más duros o los congelados.

Esto evita que la licuadora se obstruya y asegura una mezcla homogénea.

- Varía las texturas: para un batido más espeso, agrega menos líquido o utiliza frutas congeladas. Si cuando estés terminando de procesar el batido ves que prefieres una consistencia más líquida, simplemente aumenta la cantidad de agua o leche vegetal.

## Almacenamiento y conservación

Una vez preparado el batido, es importante conocer las mejores formas de almacenarlo sin perder sus propiedades. A continuación, te resumo alguno de los métodos que pueden serte útiles:

- Recipientes adecuados: utiliza frascos de vidrio herméticos o botellas de acero inoxidable. Evita los envases de plástico, pueden alterar el sabor y filtrar sustancias químicas no deseadas.
- Mantén el batido frío: si necesitas almacenarlo para consumirlo más tarde, guárdalo tapado en el frigorífico. Los batidos conservan su frescura y beneficios nutricionales hasta veinticuatro horas. Si los mantienes más tiempo, podrían perder algunas vitaminas.
- Evita la oxidación: para prevenir que el batido se oxide y cambie de color o sabor, llena el frasco hasta arriba antes de cerrarlo. Menos espacio para el aire significa menos oxidación.
- Congelar batidos: si haces lotes grandes, puedes congelar el batido en porciones. Aunque el sabor quizá varíe ligeramente al descongelarlo, sigue siendo una opción nutritiva. Solo asegúrate de descongelarlo lentamente en el frigorífico (no fuera) para preservar sus propiedades.

# Incorporación a la rutina diaria

Los jugos prensados en frío son la mejor opción cuando se busca obtener la mayor cantidad posible de nutrientes. Son ideales para desintoxicación o para quienes necesitan una fuente rápida de vitaminas y minerales sin la carga de la fibra.

Conservación: los jugos de extractores lentos pueden durar hasta cuarenta y ocho horas en la nevera si están bien sellados y almacenados, aunque lo mejor es consumirlos lo antes posible.

Aunque es preferible beberlos en el momento, los batidos pueden durar hasta veinticuatro horas en la nevera. Deben ser agitados bien antes de beber si se almacenan de este modo.

## Consejos útiles

Incorporar batidos-jugos terapéuticos en tu rutina diaria no solo es una opción deliciosa, sino también una herramienta poderosa para optimizar tu salud de manera sencilla. Los batidos, al ser ricos en nutrientes bioactivos, antioxidantes, vitaminas y minerales, ayudan a nutrir tu cuerpo a nivel celular. Sin embargo, para que sean realmente efectivos es importante saber cómo integrarlos de manera estratégica en tu vida diaria, teniendo en cuenta tus horarios, necesidades nutricionales y metabolismo.

### Planifica con antelación

Uno de los obstáculos más comunes para adoptar hábitos saludables es la falta de tiempo. Aquí es donde entra en juego la planificación. Si preparas y almacenas tus ingredientes con antelación —lavando, cortando y congelando las frutas, las verduras y los superalimentos— tendrás todo listo para hacer tu batido en minutos. Congelarlos no solo ahorra tiempo, sino que también mantiene los nutrientes frescos y permite una preparación rápida, incluso en las mañanas más ocupadas.

- Las frutas y las verduras congeladas mantienen sus nutrientes esenciales, como la vitamina C, los polifenoles y la fibra, que ayudan a regular procesos digestivos y metabólicos. Además, el uso de ingredientes congelados proporciona una textura espesa y cremosa a tus batidos, lo que puede aumentar la sensación de saciedad y ayudar a controlar el hambre a lo largo del día.
- Divide tus ingredientes en porciones individuales y almacénalos en bolsas o recipientes. De esta manera, puedes simplemente agregar el contenido a tu licuadora por la mañana y listo. Esto no solo simplifica tu rutina, sino que asegura que te mantengas constante con el hábito.

## Haz lotes grandes

Ya lo decíamos antes. Si tienes una rutina muy ocupada y apenas dispones de tiempo para prepararlos a diario, hacer batidos en grandes cantidades puede ser una solución. Preparar lotes grandes de batidos y almacenarlos en frascos de vidrio herméticos te permite tener varias porciones listas para la semana. La clave aquí es preservar la frescura y el valor nutricional de los ingredientes.

Los batidos caseros contienen enzimas vivas y antioxidantes, esenciales para mantener tu salud a nivel celular. Sin embargo, cuando los expones al oxígeno, algunos de estos nutrientes comienzan a degradarse debido a la oxidación. Por eso es crucial almacenar los batidos en recipientes que minimicen la exposición al aire. Si haces un lote grande, asegúrate de llenar los frascos hasta el borde antes de cerrarlos. Agita bien antes de beberlo.

## Lleva tus preparados contigo

Uno de los mayores beneficios de los batidos es su portabilidad. Puedes llevarlos a cualquier lugar, ya sea al trabajo, a la universidad o mientras te desplazas. Esto te permite mantener una nutrición equilibrada incluso en los días más ocupados, cuando es fácil caer en opciones de comida menos saludables.

- Consejo práctico: invierte en un buen termo o frasco portátil sin BPA (debe estar etiquetado e identificado con estas iniciales, que quieren decir que está libre de plastificante tóxico) que mantenga tu batido fresco durante varias horas. Llevar un batido contigo es una forma inteligente de evitar alimentos procesados o altos en azúcares cuando el hambre te sorprende.

# Inspiración para crear tus propias recetas

## Anexo de ingredientes y beneficios para combinar

A continuación, he creado un cuadro para que puedas escoger los ingredientes que te apetezca en función de sus virtudes, y también para que encuentres la inspiración y la información necesarias para que de ahora en adelante tus jugos y batidos sean tu máximo aliado para optimizar tu salud.

| Ingrediente | Jugo/batido terapéutico | Beneficios |
|---|---|---|
| Manzana verde | Digestivo, cardiovascular y antioxidante. | Rica en pectina, mejora la digestión, reduce el colesterol y proporciona antioxidantes para proteger las células. |
| Naranja | Inmunitario, energizante y antioxidante. | Rica en vitamina C, mejora el sistema inmunitario y promueve la salud de la piel. |
| Pomelo | Digestivo, inmunológico y detoxificante. | Rico en vitamina C, ayuda a la digestión y desintoxica el hígado. |
| Melón | Hidratante, digestivo y energizante. | Alto contenido en agua, mejora la hidratación y aporta vitaminas A y C. |

| Ingrediente | Jugo/batido terapéutico | Beneficios |
|---|---|---|
| Sandía | H.idratante, desintoxicante y cardiovascular. | Rica en agua, mejora la hidratación y contiene licopeno, un potente antioxidante. |
| Mango | Digestivo, energizante e inmunitario. | Rico en vitamina C, mejora la digestión y apoya la inmunidad. |
| Kiwi | Inmunitario, digestivo y energizante. | Rico en vitamina C, mejora la función inmunitaria y la digestión. |
| Frutos rojos (arándanos, fresas, moras) | Antiinflamatorio, cardiovascular y antioxidante. | Ricos en antocianinas, antioxidantes que protegen las células, reducen la inflamación y mejoran la salud del corazón. |
| Papaya | Digestivo y antiinflamatorio. | Contiene papaína, enzima que mejora la digestión y reduce la inflamación digestiva. |
| Piña | Digestivo y antiinflamatorio. | Contiene bromelina, enzima que mejora la digestión y ayuda a la recuperación muscular. |
| Espinacas | Cardiovascular, inmunitario y energizante. | Ricas en hierro, vitaminas A y C y antioxidantes que apoyan la salud del corazón y el sistema inmunitario. |
| Aguacate | Cardiovascular, antiinflamatorio y energizante. | Rico en grasas saludables, ayuda a reducir el colesterol, mejora la salud cardiovascular y aporta energía sostenible. |

| Ingrediente | Jugo/batido terapéutico | Beneficios |
|---|---|---|
| Zanahoria | Digestivo, inmunitario y ocular. | Rica en betacaroteno (vitamina A), mejora la salud digestiva, fortalece el sistema inmunitario y beneficia la salud ocular. |
| Limón | Detoxificante, inmunitario y digestivo. | Alcalinizante, mejora la digestión, desintoxica el hígado y refuerza el sistema inmunitario. |
| Lima | Detoxificante, digestivo e inmunitario. | Alcalinizante, rica en vitamina C, mejora la digestión y apoya la función hepática. |
| Remolacha | Cardiovascular, detoxificante y energizante. | Contiene nitratos que mejoran la circulación, ayuda en la desintoxicación del hígado y aumenta la energía. |
| Col rizada (kale) | Detoxificante, cardiovascular y energizante. | Alto contenido en fibra, antioxidantes y vitaminas, mejora la salud cardiovascular y desintoxica el cuerpo. |
| Pepino | Detoxificante, hidratante y digestivo. | Hidratante natural, ayuda en la desintoxicación del cuerpo y mejora la digestión. |
| Perejil | Detoxificante, antiinflamatorio y digestivo. | Rico en vitamina K y antioxidantes, apoya la desintoxicación y reduce la inflamación. |
| Cilantro | Detoxificante, digestivo y antiinflamatorio. | Ayuda a eliminar metales pesados del cuerpo y mejora la digestión. |

| Ingrediente | Jugo/batido terapéutico | Beneficios |
| --- | --- | --- |
| Brócoli | Detoxificante, antiinflamatorio y cardiovascular. | Rico en sulforafano y fibra, mejora la desintoxicación y reduce la inflamación. Apoya el metabolismo del estrógeno, ayudando a eliminar el exceso. |
| Repollo | Digestivo, detoxificante y antiinflamatorio. | Rico en fibra y antioxidantes, mejora la digestión y apoya la desintoxicación. |
| Apio | Detoxificante, antiinflamatorio e hidratante. | Rico en agua y fibra, apoya la desintoxicación del cuerpo y reduce la inflamación. |
| Cardo mariano | Detoxificante, antiinflamatorio y digestivo. | Apoya la salud hepática, mejora la desintoxicación y reduce la inflamación. Favorece el metabolismo hormonal. |
| Cacao puro | Energizante, antioxidante y cardiovascular. | Rico en flavonoides que mejoran el flujo sanguíneo y proporcionan energía sostenible. Aumenta la liberación de serotonina y mejora el estado de ánimo. |
| Té verde matcha | Energizante, antioxidante y cardiovascular. | Proporciona energía sostenida y antioxidantes, y mejora la concentración y la salud cardiovascular. |

| Ingrediente | Jugo/batido terapéutico | Beneficios |
|---|---|---|
| Clorela | Detoxificante, energizante y antiinflamatorio. | Rica en clorofila, desintoxica el cuerpo de metales pesados y apoya la energía celular. |
| Aloe vera | Digestivo y antiinflamatorio. | Calma el revestimiento intestinal, mejora la digestión y reduce la inflamación. |
| Granada | Cardiovascular, antioxidante, antiinflamatorio y energizante. | Rica en polifenoles y antioxidantes, mejora la salud cardiovascular y reduce la inflamación. |
| Semillas de cáñamo | Cardiovascular y antiinflamatorio. | Ricas en proteínas completas, grasas omega-3 y omega-6, mejoran la salud del corazón y reducen la inflamación. |
| Semillas de chía | Energizante, digestivo y cardiovascular. | Ricas en omega-3 y fibra, mejoran la digestión y proporcionan energía sostenible. |
| Menta | Digestivo y antiinflamatorio. | Relaja los músculos intestinales, reduce la hinchazón y mejora la digestión. |
| Albahaca | Antiinflamatorio y antioxidante. | Contiene antioxidantes y aceites esenciales que ayudan a reducir la inflamación y proteger las células del daño oxidativo. |

| Ingrediente | Jugo/batido terapéutico | Beneficios |
|---|---|---|
| Semillas de sésamo | Digestivo, cardiovascular y energizante. | Ricas en calcio, magnesio y cinc, ayudan a la salud ósea cardiovascular. Contiene lignanos que apoyan el equilibrio de estrógeno. |
| Maca | Energizante, antiinflamatorio y regulador hormonal. | Adaptógeno que mejora la energía, la resistencia y el equilibrio hormonal. Ayuda a regular los niveles de estrógeno, progesterona y testosterona. |
| Clorofila | Detoxificante y energizante. | Mejora la oxigenación celular, apoya la salud digestiva y desintoxica el cuerpo. |
| Hierba de trigo | Detoxificante, energizante y antioxidante. | Rica en clorofila, vitaminas A, C y E, desintoxica el cuerpo, mejora la energía y apoya el sistema inmunitario. |
| Semillas de lino | Digestivo, antiinflamatorio y cardiovascular. | Fuente de omega-3 y fibra, mejoran la digestión, reducen la inflamación y los niveles de colesterol. Contienen lignanos que ayudan a equilibrar los niveles de estrógeno. |

# Reflexión y mensaje final

## Un estilo de vida saludable a través de la nutrición

La nutrición es mucho más que el acto de alimentarnos. Constituye una herramienta poderosa que puede transformar nuestra salud, bienestar y calidad de vida. Cada decisión que tomas sobre lo que comes es una oportunidad para nutrir tu cuerpo, fortalecer tu mente y cuidar de ti mismo de manera profunda.

Adoptar un estilo de vida saludable a través de la nutrición no significa perfección, ni seguir reglas rígidas. Se trata de encontrar un equilibrio que funcione para ti, de disfrutar los alimentos que te hacen sentir bien y de escuchar a tu cuerpo.

Recuerda que cada pequeño paso cuenta: elegir una fruta fresca, añadir más vegetales a tus comidas o preparar un batido lleno de nutrientes ya es un gran avance. La clave está en ser constante, amable contigo mismo y mantener el foco en lo que realmente importa: tu salud y bienestar, físico y mental. No te desanimes si tienes días difíciles. El camino hacia una vida más saludable es un viaje continuo, lleno de oportunidades para aprender y crecer, y... sobre todo, repleto de beneficios de los que vas a poder disfrutar.

Son tu dedicación, tu amor propio y tu compromiso los que marcarán la verdadera diferencia. Recuerda que un estilo de vida saludable es el mejor autocuidado y pasaporte a una estupenda vejez que puedes tener.

¡Cree en tu capacidad para cuidarte, sigue explorando los beneficios de la nutrición y permítete disfrutar del proceso!

# Agradecimientos

Antes de dar por terminado este proyecto, me gustaría dedicar unas palabras a las personas y las entidades que han sido fundamentales en este camino.

En primer lugar, a ti, Gaby, mi compañero de vida, mi pilar. Gracias por ser mi mayor motivación, por confiar en cada paso que doy y por apoyarme sin reservas. Tu fe en mí, incluso en los momentos más desafiantes, ha sido la fuerza que me ha impulsado a seguir adelante. Gracias por recordarme siempre que los sueños se alcanzan con pasión, dedicación y constancia. Este libro es, en muchos sentidos, también tu logro.

Quiero hacer una mención especial a aquellas personas e instituciones que han creído en mi visión y han apostado por ella. A Bionobo, por ser más que un colaborador, por confiar en mi enfoque de salud y apostar por soluciones integrativas que mejoran la vida de tantas personas. A Hurom, por ser un aliado en esta travesía y permitir que nuestras ideas sobre bienestar se expandan de maneras que nunca imaginé. Gracias por apoyarme, por darme la libertad de seguir mi intuición y por acompañarme en este viaje hacia una salud más consciente y funcional.

Cada una de estas colaboraciones ha sido crucial para que mi mensaje llegue más lejos, y estoy profundamente agradecida por la confianza que han depositado en mí. Esto es solo el principio de todo lo que lograremos juntos.

Gracias también a ti, lector, por abrir este libro, por explorar nuevas maneras de cuidar tu salud y por permitirme ser parte de tu camino hacia el bienestar. Que cada página te inspire a vivir con más conciencia, amor y gratitud.